DVDつき

＼赤ちゃんが授かりやすくなる奇跡のメソッド／

妊娠力を上げる！
ウミヨガ

一般社団法人ウミ 理事
木下由梨

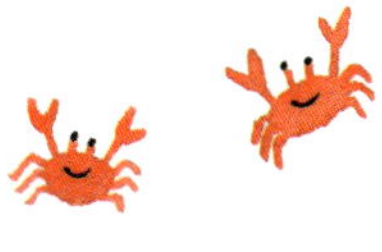

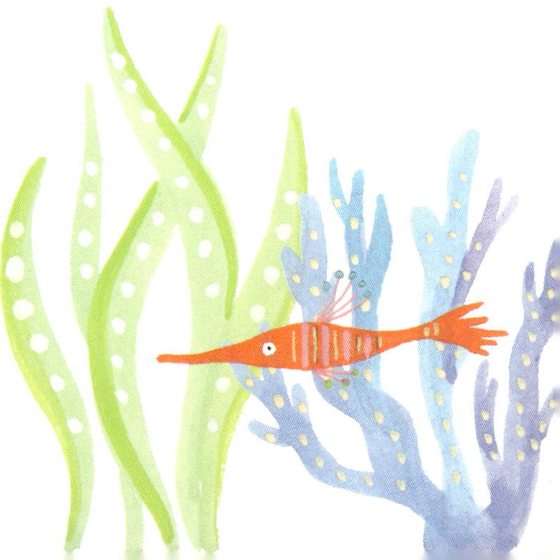

はじめに

私がヨガと出合ったのは約40年ほど前です。日本でヨガの基本を習得したのち、インドに渡り、複数の指導者に師事し、より深くヨガの世界を学びました。

その後、整体、ピラティス、鍼灸、食養、心理学、NLP、カウンセリングなども学び、レッスンにいらっしゃるみなさんの指導をさまざまな角度からしてきました。

大阪を拠点に約5000人以上もの体質改善指導を行う中で、「木下先生のところに通うと、赤ちゃんができる」という噂が立つようになってきました。妊娠を希望されるかたが、立て続けに妊娠されるので、「妊娠したくないかたは、できやすくなるので気をつけてくださいね～」なんて冗談で話していたくらい、妊娠率が高かったのです。それが20年くらい前のことでしょうか。ただ、当時はあまり意識をしていなかったし、赤ちゃんを授かることに特化したレッスンはしていませんでした。

意識を変えるきっかけになったのは、評判を聞きつけた妊娠希望の若い女性が、東京からわざわざ大阪に来てくださったこと。ほぼ時を同じくして、卵子の老化を扱ったテレビ番組を見て、現代女性のおかれている状況を知りました。それで、生徒さんに聞くと「今、不妊治療をしているんです」というかたがとても多い！「え、赤ちゃんを授かることがそんなに大変な世の中なの？　どうなってるの？」という思いで、産婦人科の先生を訪ねていろいろと調べていくうちに……「えらいことになってる！」というのが、そのときの正直な気持ちでした。

ウミヨガのテーマ『4つのウミ』――

女性は自らの中に海
＝子宮を宿しています。
子宮から命は誕生します。
それが、
『産み』

私たちの生きる、
地球という名の青い星。
命のすべてが
そこから始まったとされる
『海』

女性の社会進出が進んで、男性以上に努力をして成果を出している一方で、結婚年齢はどんどん上昇。いざ子どもが欲しいと思ったときに、思うようには妊娠できない……。その衝撃と落胆は、想像にかたくありません。「不妊治療しなくちゃ！」と病院に駆け込む気持ちもわかります。でも、今はちょっとした不妊治療ブームになっているような危惧を感じます。必要に応じて医学の力を借りることはよいですが、同時に自分の現在の体の状態や不妊治療が心身に与える影響をしっかりと把握し、また、本当に子どもを産み育てる覚悟があるのかを自分自身に問いただしてほしい。“妊活”という言葉には、ポジティブな響きがある一方で、一過性の流行語のような印象も受けるのです。

不妊治療について学べば学ぶほど、これはなんとかしなくちゃ！という使命感がわき上がってきました。還暦を過ぎた私が世の中に恩返しをできるとしたら、「女性たちのストレスを軽減させ、明るく健康的に妊活できるよう手助けすることだ」と。そこで、妊娠・出産に特化したクラスを発足し、2013年6月には東京にサロンを開講。20～30代が多い大阪と比べて、東京の生徒さんは30～40代。長い間不妊治療を続けているかた、持病があって妊娠できないと医師から言われたかたもいらっしゃいます。それでも、1年間通っていただいて「授かりました！」といううれしいお知らせが続々届いています。1年間かけて、体の元気、心の元気、夫婦仲を取り戻すのが、ウミヨガ。まずは、この本でウミヨガのエッセンスを学んでください。

一般社団法人ウミ 理事／ウミヨガマイスター　木下由梨

命とは新旧交代の
連鎖の中にあり、
私たちの体の中でも
日々細胞は生まれ変わり、
命をつなぐ営みの
『生み』

あらゆるものは成熟し、
そして朽ちていく
『熟み』

ウミヨガとは、命を刻む心拍や呼吸の流れに身を任せ、
自らと肯定的に向き合って生きる力や、新しい命を産み出す
ことのできる体と心をはぐくむヨガのメソッドです。

Contents

Part3
月経周期に合わせたヨガ

Part4
夫婦で楽しむペアヨガ

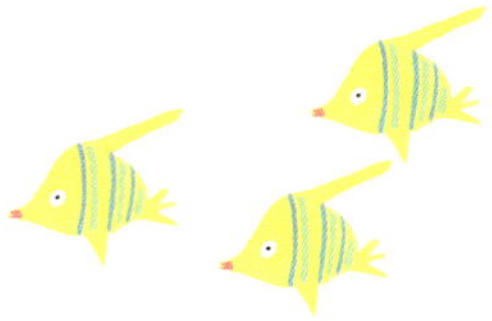

Part5
四季に合わせた八節気ヨガ

ウミヨガで妊娠力

ウミヨガを続けた方から、続々と妊娠報告が舞い込んできています。

1

基礎代謝がアップし免疫力もアップ！

基礎代謝とは、生きていくために最低限必要なエネルギーで、筋肉量が多いほど基礎代謝量が上がります。ウミヨガを通じて筋肉を鍛え、筋肉量を増やすと基礎代謝がアップ。また、基礎代謝が上がると体温が上がるので、免疫力もアップし、健康な体になれるのです。

2

血液のめぐりがよくなり冷えが改善される！

冷えとは、手足など体の末端の血行が悪くなることで起こる症状で、ホルモンの乱れが原因のひとつといわれています。また、生理痛や生理不順を引き起こすことも。ウミヨガで手足をよく動かすと、血行が促進され、血液とともに体のすみずみまで新鮮な酸素が運ばれ、全身がポカポカ、体温がアップします。

3

骨盤のゆがみが矯正され、子宮が元気になる！

子宮や卵巣のまわりにあり、女性の妊娠・出産に深くかかわっている骨盤。この骨盤がゆがんだり、ゆるんでいたりすると、ホルモンバランスのくずれや子宮の機能低下が起こることも。ウミヨガで骨盤を正しい位置に戻し、卵巣や子宮がのびのび活動しやすい環境づくりを。

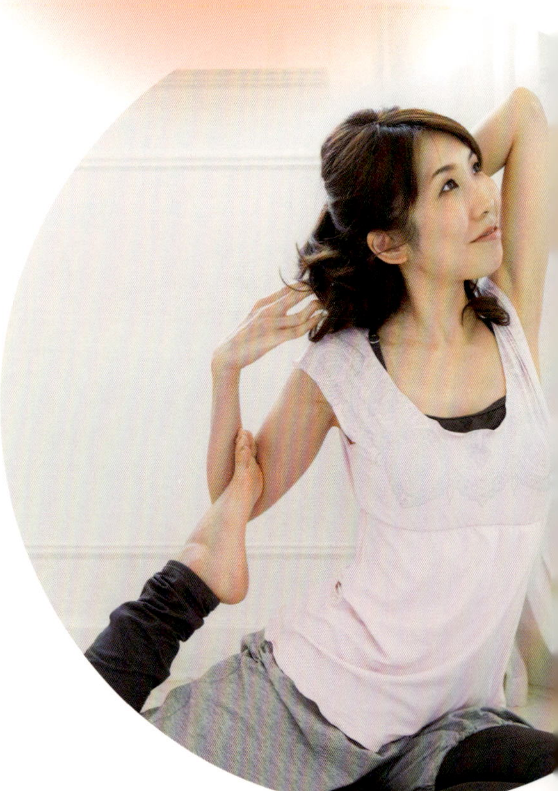

が上がる理由

なぜ、ウミヨガを始めると妊娠しやすくなるのでしょうか？

4

ホルモンバランスが整い、生理が順調に！

不規則な生活習慣、食生活、ストレス過多などが続き、自律神経のバランスがくずれると、女性ホルモンが正常に分泌されにくくなります。そうなると、生理不順を引き起こすことも。ゆったりと呼吸を整え、自分の体を意識しながら行うウミヨガはリラックス効果が絶大。自律神経を正常に整えて生理不順を改善してくれます。

5

骨盤内の血流がよくなり、子宮内膜を活性化！

妊娠するためには、受精卵が子宮内膜に着床する必要がありますが、その子宮内膜は血液からつくられています。ウミヨガで骨盤まわりの血液循環をよくすることで、子宮内膜に十分な血液が行き渡り、より妊娠しやすい状態へと導いてくれます。

6

心と体を一緒にゆるめ、ストレス発散！

ウミヨガをすると、元気＆きれいになるといわれます。それは、ヨガをしながら声を出したり、笑ったりすることで、神経伝達物質・セロトニンが活性化するから。セロトニンは、別名「ハッピーホルモン」と呼ばれ、心を落ち着け、安心感・幸福感をもたらします。妊活に前向きに向かうパワーもわいてくるでしょう。

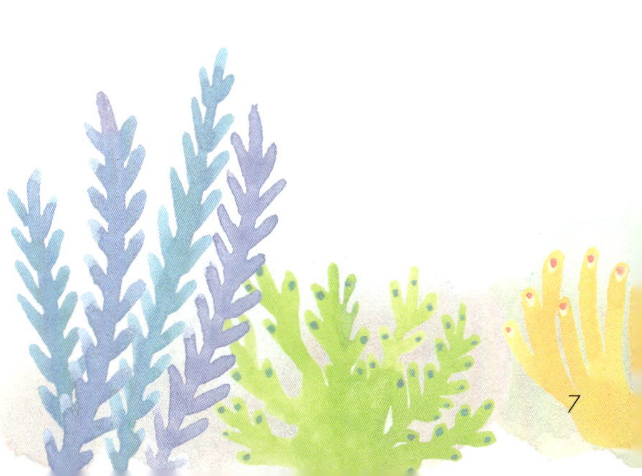

私たち「ウミヨガ」で
授かりました！

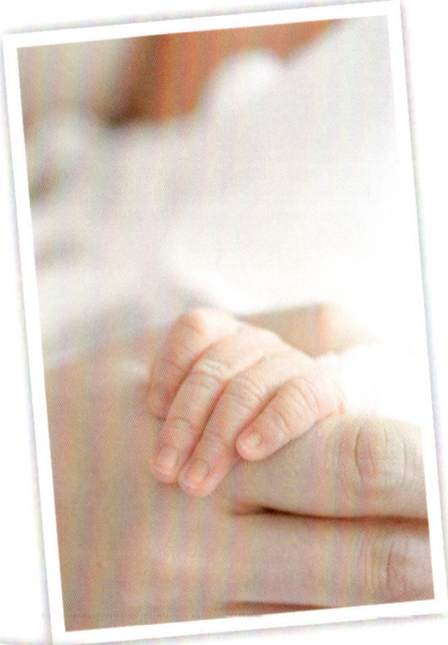

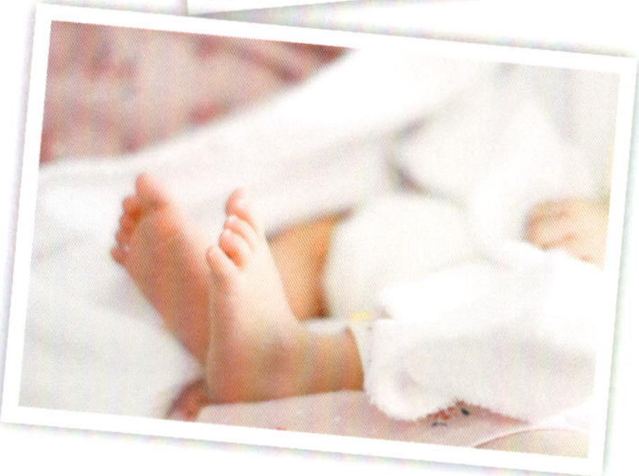

「子どもがいなくても人生は
すばらしい」という先生の言葉に
心が軽くなりました

（N・Hさん　41才　4カ月の男の子ママ）

　夫婦とも年齢が高いうえに、夫の精子は運動率が低く、私は子宮内膜が薄く妊娠しづらいと診断され、治療を開始。半年間でタイミング法、人工授精、体外受精とステップアップし、体外受精では二度妊娠したものの、二度とも稽留《けいりゅう》流産となりました。検査の結果、不育症とわかり、その治療も開始。当時はゴールが見えないトンネルをさまよっている感じで、心身ともにヘトヘト。でも、死ぬときに後悔したくないと思い、なんとか自分を奮い立たせながら治療に立ち向かいました。

　そんなとき、ウミヨガの記事を見て、直感でこれだ！　と感じて即申し込み。初回から「子どもがいなくても人生はすばらしいのよ」という木下先生の言葉に号泣！　その日を境に、気持ちが軽くなり、妊活だけでなく、何事に対しても前向きに。週1回通うたびに心に響く言葉に感動し、3カ月後には妊娠。流産することなく安定期に入り、待望の赤ちゃんを出産できました。あきらめなくて本当によかった！

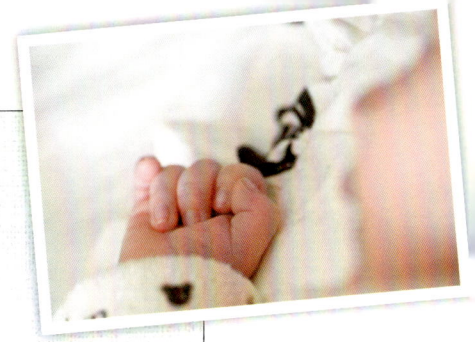

同じ境遇の方との連帯感が妊活への活力となりました！

（T・Mさん　38才　4カ月の女の子ママ）

35才で結婚。半年後に妊娠するも、9週目で流産を経験。その後、本格的に妊活を開始しました。病院では子宮内膜が薄いといわれ、ホルモン剤を服用しながらタイミング法を続けました。なかなか授からず、不安を感じていたときに、妹のすすめでウミヨガへ通うことに。木下先生の明るくズバズバした物言いと、同じ境遇の人たちとの連帯感で“きっと妊娠できる！”と前向きな気持ちに。また､「夫に魅力的に思ってもらえるようにオンナ度をあげましょう」という先生の言葉に、なるほどと納得。教わったウミヨガを家でも続け、体調もよくなるのを実感。ウミヨガを始めて2カ月ほどで妊娠し、マタニティクラスに移りました。不妊というと暗いイメージですが、木下先生といると気持ちを明るくポジティブに保つことができます。ウミヨガのおかげで妊活への気負いがとれ、気楽に取り組めたことが妊娠につながったのかも！

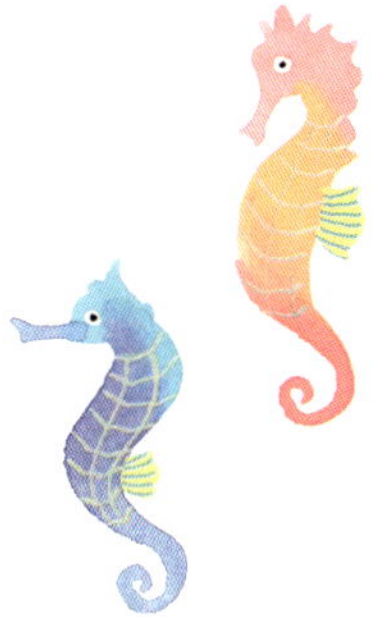

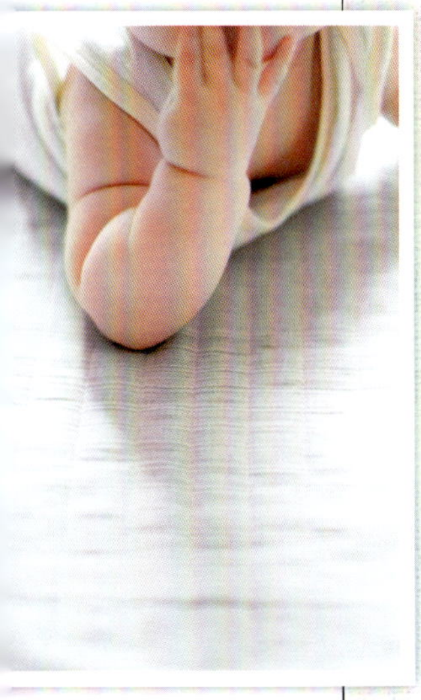

「授かればいいな」という気持ちから「絶対に欲しい！」という明確な意志に

（Reichelさん　38才　2カ月の女の子ママ）

36才のときに、そろそろ赤ちゃんが欲しいと思い、婦人科を受診。異常はなく、すぐにタイミング法を始めて半年後、雑誌でウミヨガの記事を読んで興味を持ち、木下先生のもとへ。それまで10年近く続けていたハードなヨガにくらべて、ウミヨガは運動量は少なめ。でも、ひとつひとつのポーズの意味や効果が、実生活の具体的な悩みにアプローチしてくれるなと感じました。もともとやせ型でしたが、ウミヨガを始めて筋肉量が増え、体重が増加した結果、体温が高くなりました。木下先生の言葉で印象的なのは「子どもが欲しいと思うなら、そのことを強く思い、言葉に出しなさい」。それを機に、「授かればいいな」という漠然とした気持ちが、「絶対に欲しい！」という明確な強い意志に変わっていったのを覚えています。38才で自然妊娠できたのは、いつ赤ちゃんが来てくれてもいいようにウミヨガで心と体の準備をしていたからだと思います。

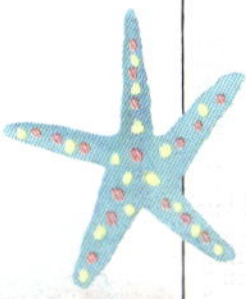

＼ウミヨガを正しく行うための／

本書&DVDの使い方

ここではウミヨガのプログラムの進め方と、DVDの使い方についてご説明します。
ウミヨガを正しく行うために、チェックしておきましょう。

プログラムの進め方

＼基本の進め方／

呼吸法

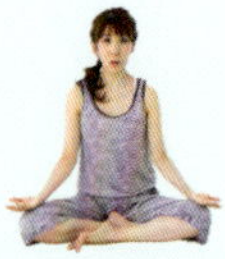

P14-15

数息呼吸、クムバク呼吸、アヌローマヴィローマのうち、いずれかひとつ、または組み合わせてもOKです。呼吸法は心をリラックスさせる効果が大きいので、ウミヨガを行う前に、毎回ウオーミングアップとしてとり入れましょう。

↓

Part1

アンチエイジングで授かるヨガ

P20～

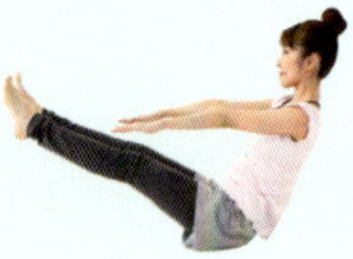

全5ポーズ

- 腹筋のポーズ
- 背筋のポーズ
- コブラのポーズ
- 感度アップのポーズ
- ヒンドゥー・プッシュアップ

↓

Part2

冷えを防いで体温を上げるヨガ

P32～

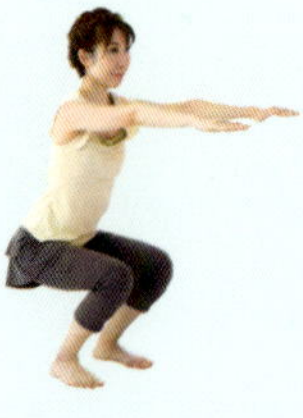

全5ポーズ

- スクワット1
- スクワット2
- ばんざいのポーズ
- ねじりのポーズ1
- ねじりのポーズ2

↓

Part3

月経周期に合わせたヨガ

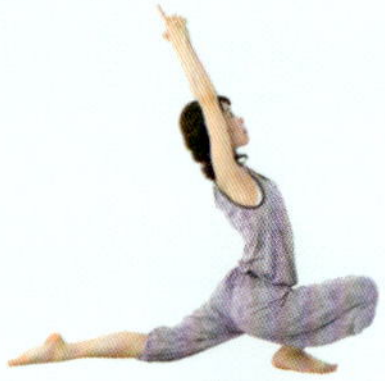

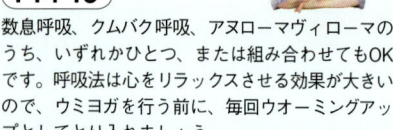

P44～

生理を元気にする
毎日のフローポーズ

＋

P48～

時期ごとのポーズ
いずれかひとつ

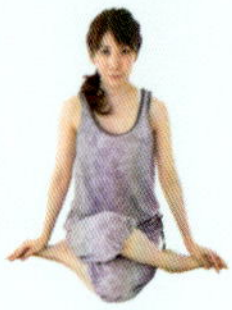

↓

Part4

夫婦で楽しむペアヨガ

P64～

座位＋立位のポーズ

※ひとりで行うときは
省いてかまいません。

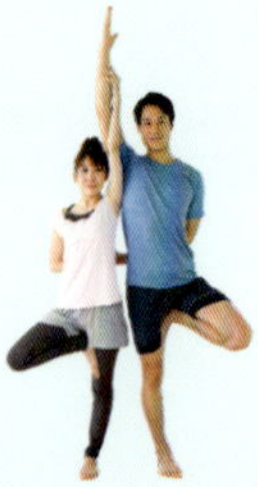

↓

Part5

四季に合わせた八節気ヨガ

P78～

通年行うポーズ
～体のメンテナンス～

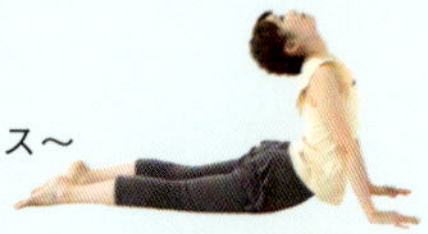

＋

P82～

春夏秋冬のポーズ
いずれかひとつ

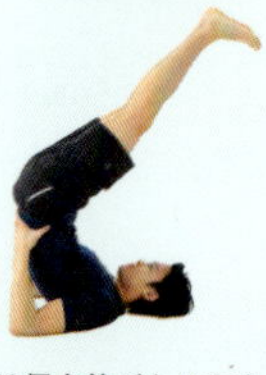

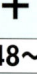

＼忙しいとき・時間がないときは／

各章のなかからお好みのポーズ、またはできそうなポーズを選び、Part1～5までをバランスよく行うとベター。気になるパートを集中的に取り組んでもかまいません。

ひとつひとつのポーズをていねいに

ひとつのポーズをゆっくりと行い、最後に脱力してくつろぐ時間を設けましょう。見本と全く同じポーズをとろうと頑張る必要はありません。自分のできる範囲でしましょう。

注意事項

- ヨガの効果・効能については個人差があります。
- 治療中や通院中の方は、医師に相談してから行いましょう。
- 体調がすぐれないとき、飲酒時は行わないでください。
- ヨガを行っている最中に、違和感や不調があった場合はすぐに中止しましょう。

DVDの使い方

メインメニュー

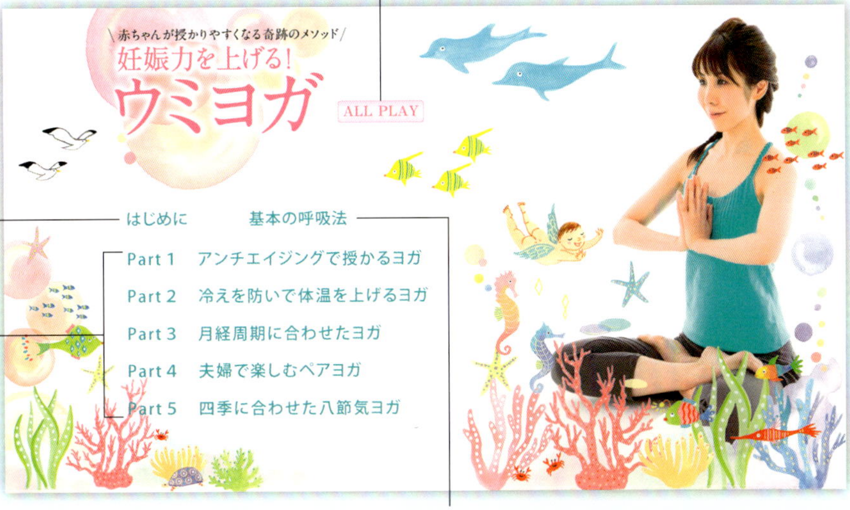

- 木下由梨からのメッセージ映像が再生されます。
- 選択すると、それぞれのメニュー画面に進みます。

- すべてのメニューが順に再生されます。
- 呼吸法のお手本映像が再生されます。呼吸法だけを見たいときに選択します。

メニュー項目：
- はじめに
- 基本の呼吸法
- Part 1　アンチエイジングで授かるヨガ
- Part 2　冷えを防いで体温を上げるヨガ
- Part 3　月経周期に合わせたヨガ
- Part 4　夫婦で楽しむペアヨガ
- Part 5　四季に合わせた八節気ヨガ

サブメニュー

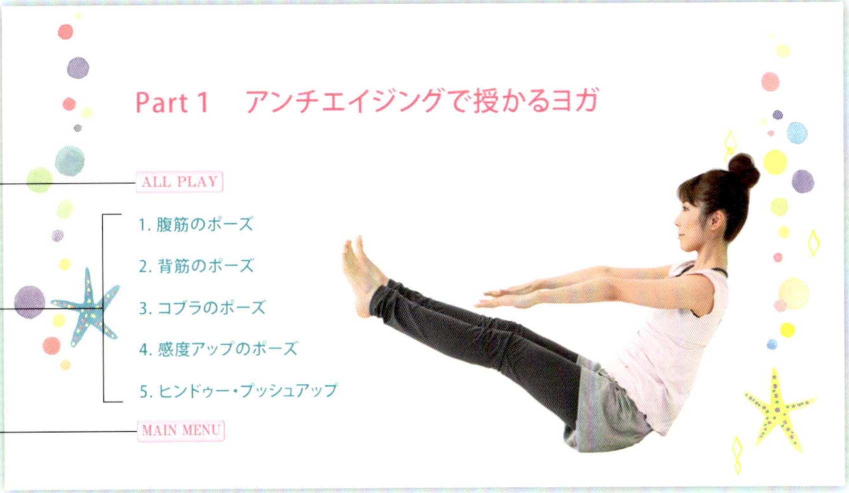

- Part 1のすべてのプログラムが順に再生されます。
- 個別にプログラムを見たいときに選択します。
- 選択すると、メインメニュー画面に戻ります。

Part 1　アンチエイジングで授かるヨガ
1. 腹筋のポーズ
2. 背筋のポーズ
3. コブラのポーズ
4. 感度アップのポーズ
5. ヒンドゥー・プッシュアップ

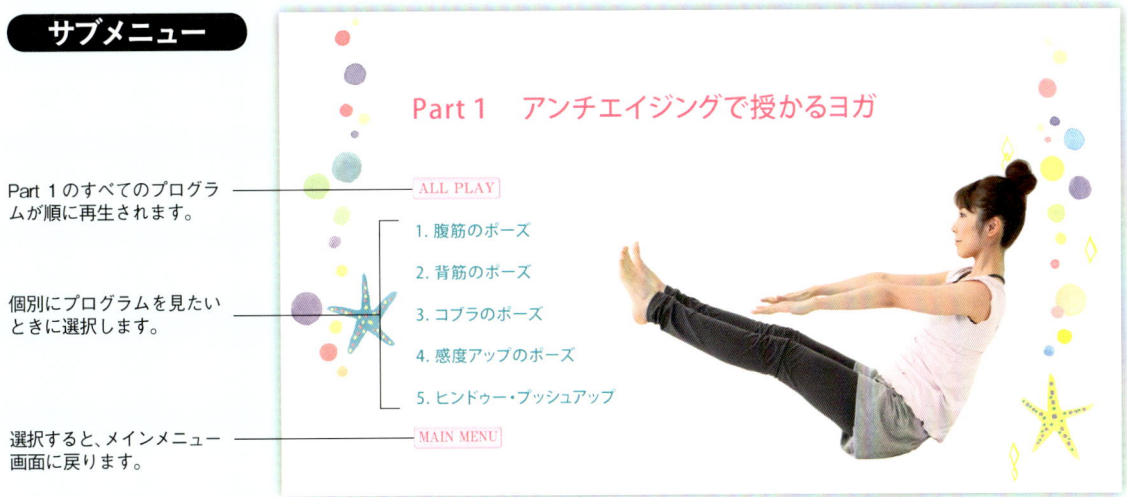

DVDのご使用前にお読みください

このDVD-Videoは、私的視聴に限って販売されています。著作権者に無断で複製、改変、放送（有線、無線）、インターネットなどによる公衆送信、上映、レンタル（有償、無償を問わず）することは、法律によって禁止されています。

【ご注意】
- このDVD-Videoは、DVD規格に準じて制作されています。必ずDVD-Video対応のプレイヤーで再生してください。DVDドライブつきPCやゲーム機などの一部の機種では再生できない場合があります。すべてのDVD機器での再生を保証するものではありません。
- DVD-Videoは、映像と音声を高密度に記録したディスクです。再生上のくわしい操作については、ご使用になるプレイヤーの取扱説明書をごらんください。
- ディスクの両面とも、指紋、汚れ、傷などをつけないようにお取り扱いください。ディスクが汚れたときは、メガネふきのようなやわらかい布で内周から外周に向かって、放射線状に軽くふき取り、レコード用クリーナーや溶剤などは、ご使用にならないでください。
- 特にディスクを出し入れする際に、読み取り面に封入テープのノリが付着しないようご注意ください。
- ひび割れや変形、また、接着剤などで補修したディスクは危険ですし、プレイヤーの故障の原因にもなります。ご使用にならないでください。

【保管上の注意】
- 直射日光の当たる場所や高温多湿の場所には保管しないでください。ご使用後は、必ずプレイヤーから取り出し、ケースに入れて保管してください。

【視聴の際のご注意】
- このDVD-Videoを視聴する際には、明るい部屋で、なるべく画面より離れてごらんください。長時間続けてのご視聴は避け、適度に休息をとるようにしてください。

【図書館の方へ】
- このDVDは映像などの著作物を含むため、館外への貸し出しはお断りします。

【DVDの動作に対するお問い合わせ】
DVDサポートセンター
☎0120-93-7068（土・日・祝日を除く月～金 10:00～17:00）

複製不能／収録時間：61分／片面1層／無断公開不可、レンタル禁止

ウミヨガを始める前に

ここでは、ヨガを行う前に知っておきたい基本を紹介します。
まずは基本の座法、呼吸法からチェックしましょう。

Step1

基本の座法をマスターしましょう

この本に登場する座法をご紹介します。どれも、ヨガの代表的な座り方ですが、
共通するポイントは座骨を床にしっかりとつけ、仙骨をまっすぐに立てること。
慣れるまではきつく感じるかもしれませんが、徐々に慣れていくでしょう。

【長《ちょう》座《ざ》】

両脚を投げ出し、背筋を伸ばして座り、
左右の座骨が床にしっかり
ついているのを確認してください。

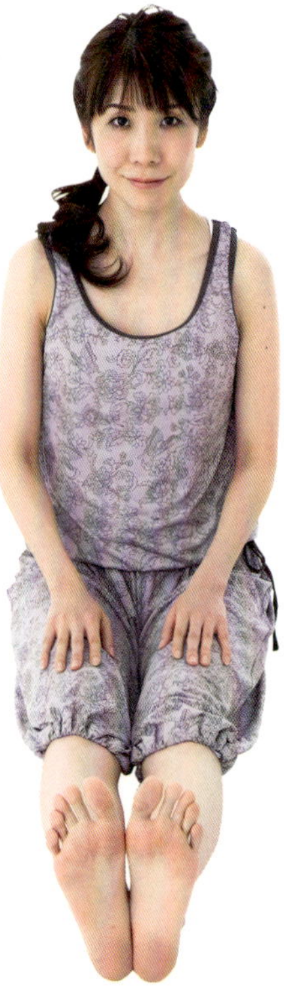

【正座】

両脚のひざを曲げて座ります。
左右のかかとに均等に座骨をのせ、
肩の力を抜き、背筋を伸ばしましょう。

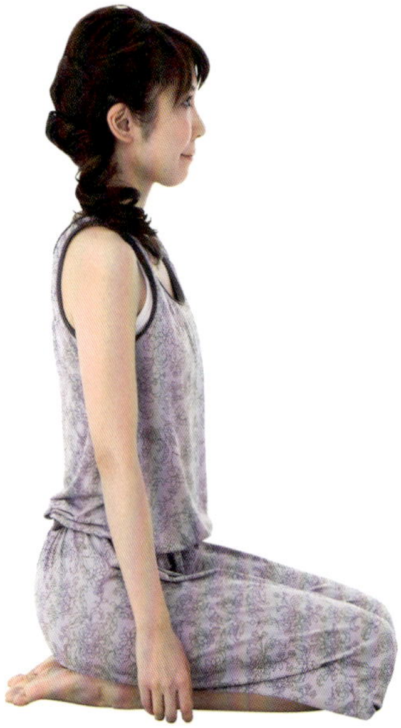

骨盤のメカニズムを知っておきましょう!

骨盤は、腰椎から続く「仙骨」、そして仙骨の先端にある「尾骨」、蝶のような形の「腸骨」と、これに続く「恥骨」「座骨」で構成される、骨の集合体。ウミヨガは、これらの部位を意識しながら行うことも重要です。ここでしっかり覚えておきましょう。

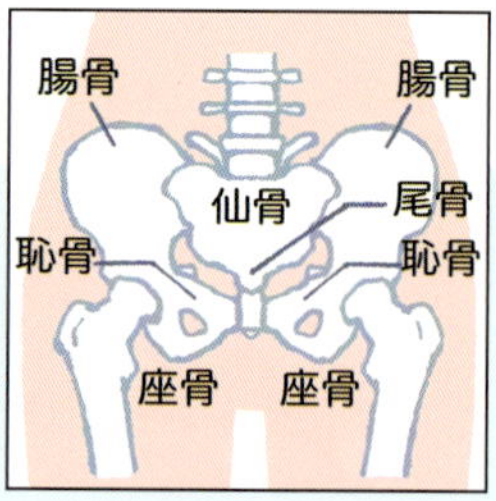

【結《けっ》跏《か》趺《ふ》坐《ざ》 & 半《はん》跏《か》趺《ふ》坐《ざ》】

長座の姿勢から、左脚のひざを曲げ、足の甲を右脚の太もものつけ根にのせます。
同様に右脚のひざを曲げ、左脚の太もものつけ根にのせます。

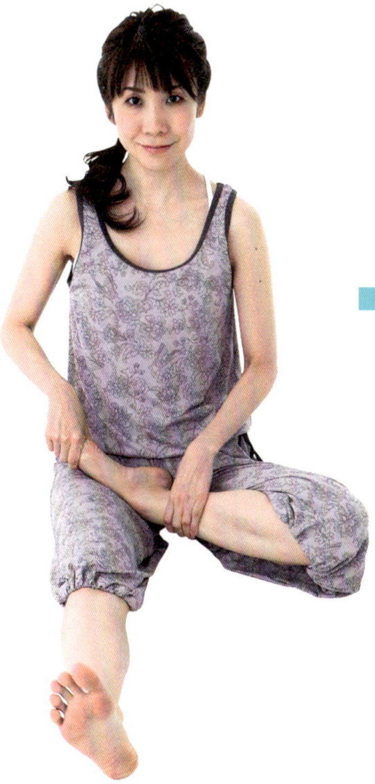

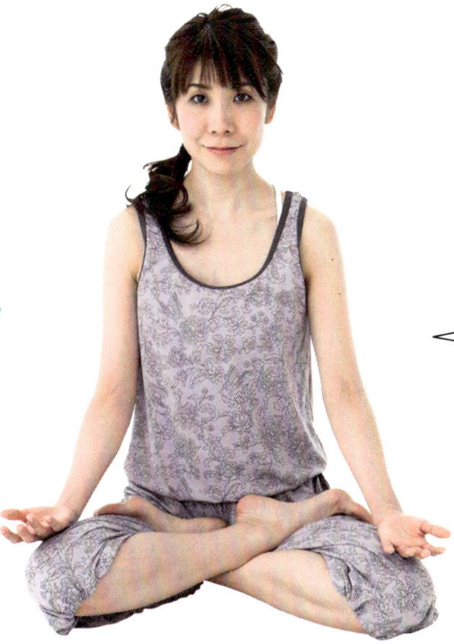

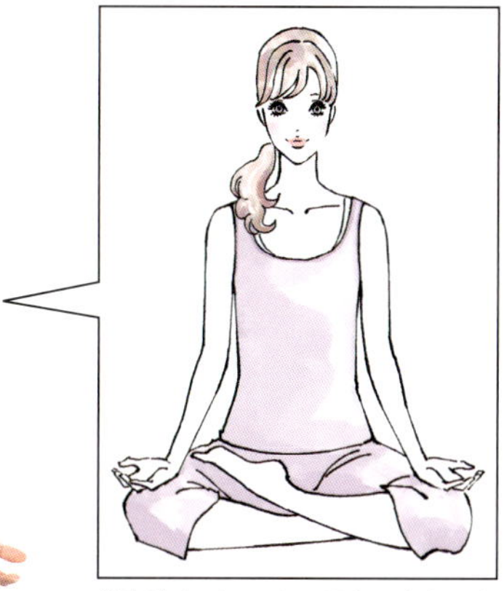

結跏趺坐ができない場合、右脚を左脚の下に引き込むと少しラクに座れます。これが「半跏趺坐」です。

【安《あん》楽《らく》座《ざ》】

長座の姿勢から、片方のひざを曲げ、
もう片方のひざも曲げて、
両足のかかとが前後に
重なるように座ります。
股関節がかたい人におすすめです。

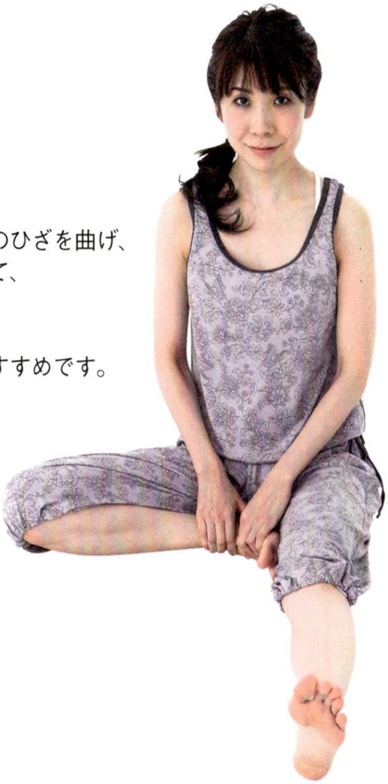

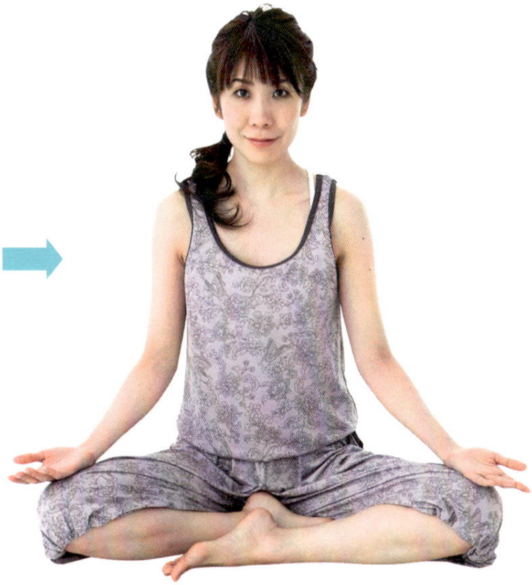

Step2

呼吸法でウオーミングアップ

ウミヨガでは、呼吸がとても重要です。
それぞれの動きごとに書かれている呼吸の指示をできるだけ守りましょう。
時間がないとき、マットを広げる場所がないときは、
呼吸法を試すだけでもインナーマッスルを鍛えることができます。

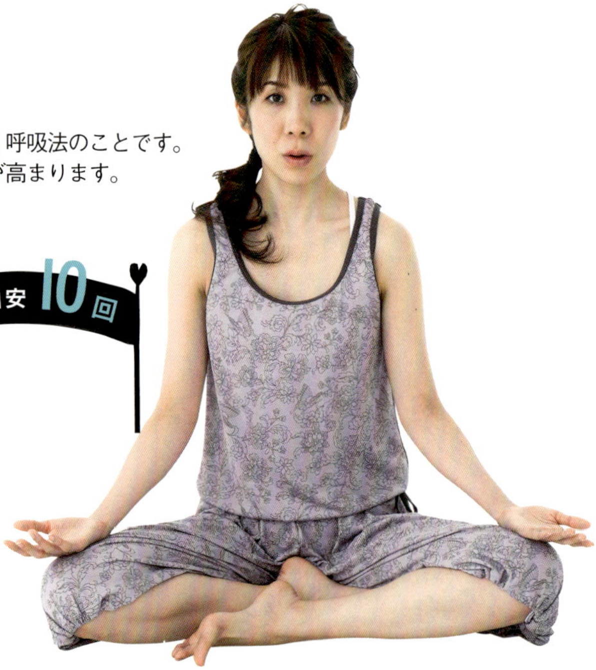

【数《すう》息《そく》呼吸】

頭の中で、あるいは声に出して数を数えながら息を吐く呼吸法のことです。
呼吸に意識を集中することで、心が落ち着き、集中力が高まります。
ビギナーにおすすめの呼吸法です。

回数の目安 10回

1. 静かにゆったりと座ります。結跏趺坐でも安楽座でも自分がラクな座法でかまいません。
2. 息を吸います。下腹部、上腹部、胸、鎖骨、のどの順に空気を満たすようにイメージしながら息を吸います。
3. 次に、数を数えながら息を吐きます。下腹部、上腹部、胸、鎖骨、のどの順に息を吐ききりましょう。これをくり返します。

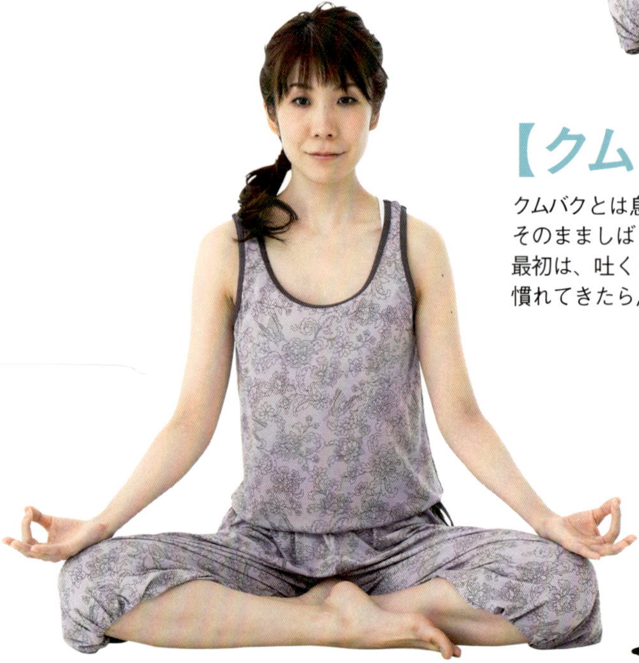

【クムバク呼吸】

クムバクとは息を止めるという意味で、肺いっぱいに空気を満たし、
そのまましばらく息を止める呼吸法です。
最初は、吐く：吸う：止めるを1：1：1の割合で行い、
慣れてきたら息を止める時間を長くして、1：1：2で行いましょう。

1. 静かにゆったりと座り、両手の親指と人さし指で輪をつくります。結跏趺坐でも安楽座でも自分がラクな座法でかまいません。
2. 息を吸い、下腹部、上腹部、胸、鎖骨、のどの順に息を吐きます。次に、下腹部、上腹部、胸、鎖骨、のどの順に息を吸い、いっぱいまで満ちたら息を止めます。これをくり返します。

回数の目安 10回

【アヌローマヴィローマ】（交互呼吸法）

片方の鼻から息を吸い、息を止めてから、
もう片方の鼻から息を吐くという呼吸法です。
最初は、吐く：吸う：止めるを１：１：１の割合で行い、
慣れてきたら息を止める時間を長くして、
１：１：２で行いましょう。

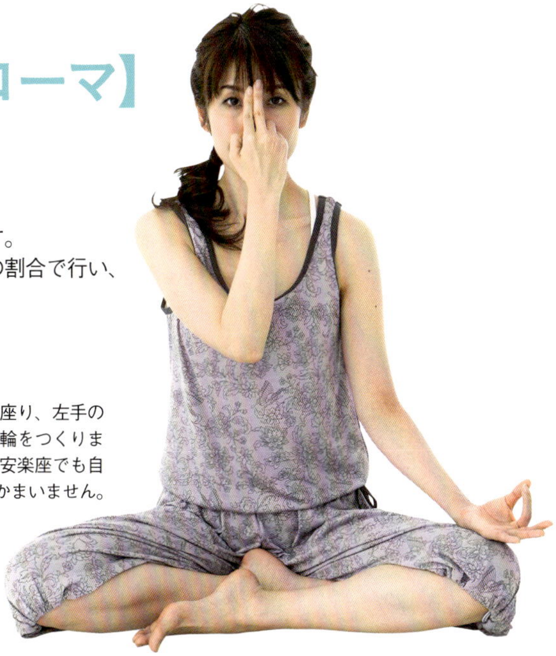

1 静かにゆったりと座り、左手の親指と人さし指で輪をつくります。結跏趺坐でも安楽座でも自分がラクな座法でかまいません。

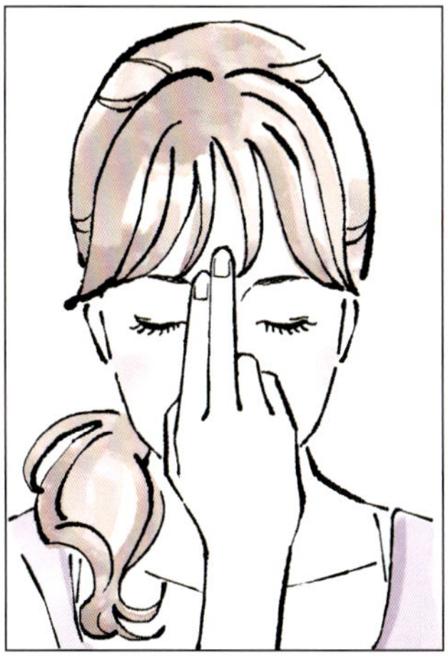

2 右手の親指で右の鼻、人さし指と中指で眉間、薬指で左の鼻を押さえます。

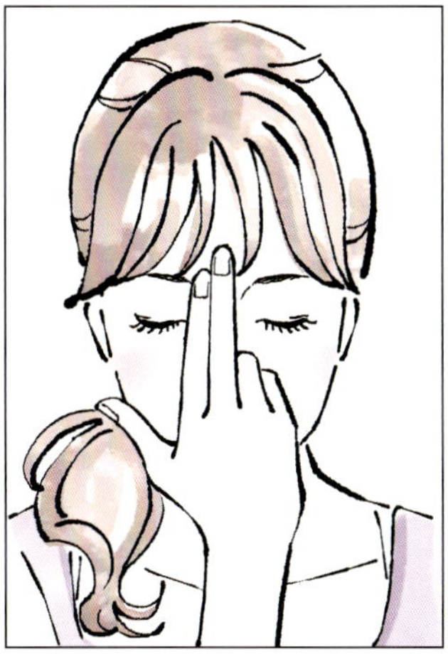

3 親指を離し、右の鼻から息を吐き、吐ききったら息を吸い、再び親指で押さえ、息を止めます。

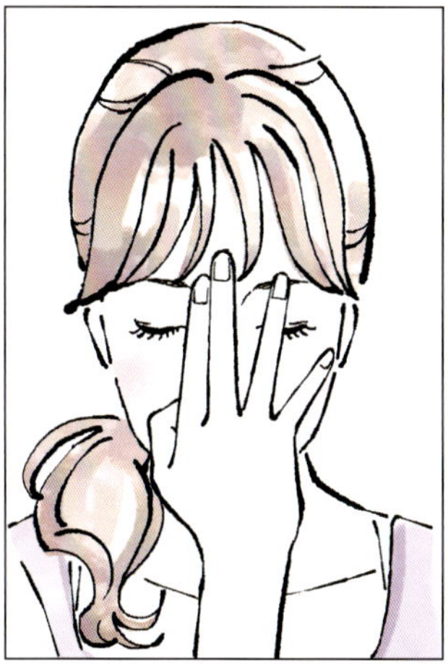

4 次に、薬指を離し、左の鼻から息を吐き、吐ききったら息を吸い、再び薬指で押さえます。これをくり返します。

回数の目安 7回

おうちでウミヨガ

気をつけたいポイント

ウミヨガは、できるときに、できる範囲でトライすればOK。
平日がむずかしければ週末だけでもかまいません。
ウミヨガを行う際に気をつけたいポイントをチェックしておきましょう。

午前中に行うのがベター 食後は2時間以上あけて

できれば朝行うのがおすすめです。体の目覚めがよくなり、一日中フレッシュな気分で過ごすことができます。また、食後は消化器官に血液が集中しているので、2時間以上たってからがベスト。排便・排尿もすませておきましょう。

ヨガマットがない場合は畳やカーペットの上でも大丈夫です

ヨガマットがない場合は、畳やカーペットの上でOKです。フローリングの床の上で行う場合は、少し厚めのバスタオルなどを敷くとよいでしょう。

ポイントを意識すれば見本のとおりにできなくてもOK

この本では、ヨガ初心者にもわかりやすく説明をしています。DVDと併せてご覧いただくと、より理解を深めることができるでしょう。ただし、見本のとおりにできなければいけないということはありません。呼吸だけでもしっかりすれば、効果は十分得られます。

生理中でもOK。妊娠の可能性がある場合は呼吸法だけ行いましょう

生理中にしてもかまいません。ただし、体調がすぐれないときは無理にポーズをとらず、呼吸法のみでも十分です。また、妊娠の可能性があるときも同様に呼吸法をする程度に。妊娠後は、安定期に入るまでゆったりとした呼吸とおなかを圧迫しない軽いストレッチをしましょう。

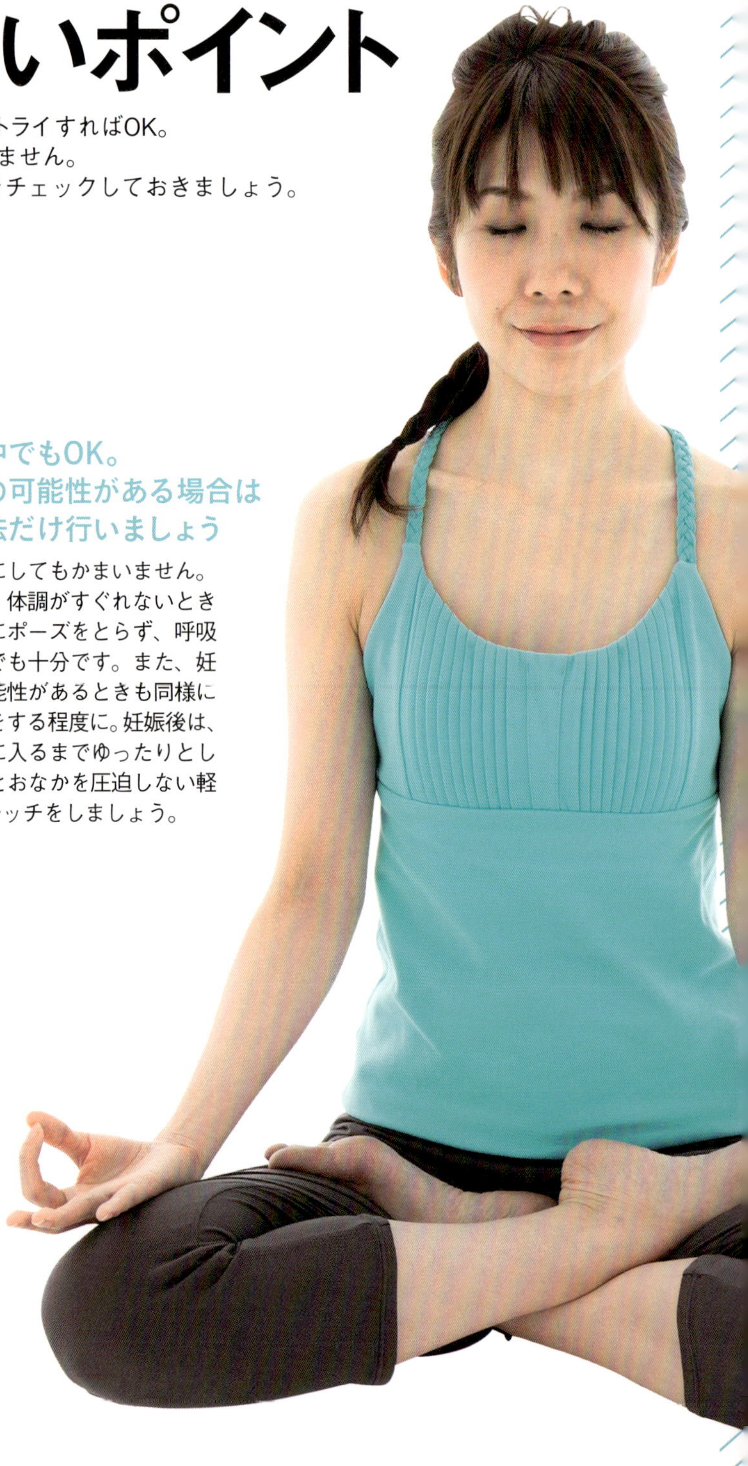

Part 1

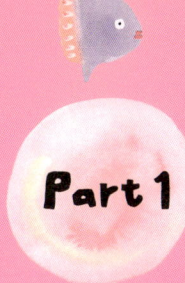

ミトコンドリアを増やし若さを保ちましょう

アンチエイジングで授かるヨガ

アンチエイジングのカギを握るのは、ミトコンドリア。
人間の活動源となるエネルギーを生産しています。
ミトコンドリアを元気にし、若々しい体をつくるポーズを紹介します。

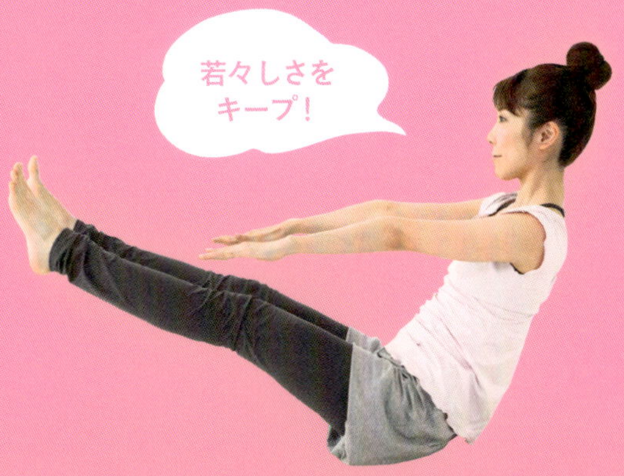

妊娠力は35才が分岐点

女性は年齢とともに妊娠率が低下することは知られています。では、その理由は？
男性はどうなのでしょう？　「卵子の老化」をキーワードに見てみましょう。

女性は年齢とともに妊娠しづらくなる

医学の進歩とともに、女性が出産できる年齢の幅は広がっています。40才を過ぎて妊娠・出産をする人も珍しくなくなりました。女性の社会進出が進み、男性以上にがんばって働いて、ふと気づいたら30代を過ぎてしまった。でも、40代で産めるから大丈夫なんて、のんきに考えていてはいけません。時代が変わっても、女性の妊娠適齢期が20代であることは変わりありません。女性の場合、年齢とともに卵子の数が減り（右ページグラフ参照）、質も低下します。妊娠率低下の最大の要因です。

だからこそ、子どもが欲しいなら、先延ばしにせず早めに妊活を始めることが大切になってきます。もしあなたが35才を過ぎているなら、今すぐにでも卵子を元気にする生活を始めましょう。

〈体外受精した人の年齢別妊娠率・流産率〉

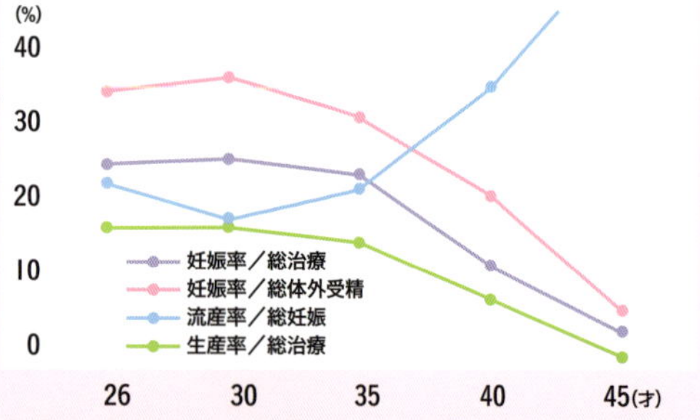

妊娠率は年齢とともに低下、流産率が35才を過ぎると急激に上昇するのがわかります。

日本産科婦人科学会による2011年の日本の体外受精全データ

年齢と妊娠力の関係は？

10代　初潮がくれば妊娠可能

誕生時に約200万個あった卵子は、思春期には20万〜30万個まで減少。平均12才で初潮を迎え、医学的には妊娠可能に。ただ、周期が不安定で排卵が伴わないことも多く、妊娠しやすいとはいえません。

20代　妊娠・出産に最適な年代

子宮の伸縮性はよく、卵胞は質・量ともに問題なし、排卵前後の子宮内膜は十分に厚くなり、受精卵が育つのにベストコンディション。妊娠に不可欠なホルモンの分泌も盛んで、まさに妊娠適齢期。

30代　前半と後半で大きな違いが

20代より各機能がおとろえます。妊娠を妨げる要因となる子宮内膜症やポリープ、子宮筋腫も増え始めます。30代後半はホルモンの分泌量が減少、卵巣機能が低下、子宮内膜の厚さも薄くなります。

40代　妊娠率はグンと下がります

卵子の数は数千個まで減少。子宮への血流量が減り、子宮内膜や卵巣の血のめぐりが悪くなります。妊娠に不可欠なホルモンの分泌量はさらに減り、40代後半には排卵もなくなってきます。

50代　閉経を迎え更年期へ

日本人の平均閉経年齢は51才。一般的には、閉経の10年前からほとんど妊娠不可能に。卵子の数は1000個以下。閉経年齢をはさんだ10年前後を更年期といい、さまざまな不快症状が起こります。

男性の場合は

常に新しい精子をつくり続け、女性ほど年齢に左右されない

男性は、思春期以降は精巣で常に精子をつくり続けています。その数、1日あたり1000万〜1億個以上。そのため、女性ほど妊娠に年齢が影響することはありません。ただし、不妊原因の半数は男性にあります。精子の数が少ない、運動率が低い、精液中に精子がない無精子症など、妊娠を妨げる要因がないか、子どもが欲しいと思ったら病院で調べておくといいでしょう。

卵子は 胎児のころにつくられ、誕生後は減る一方

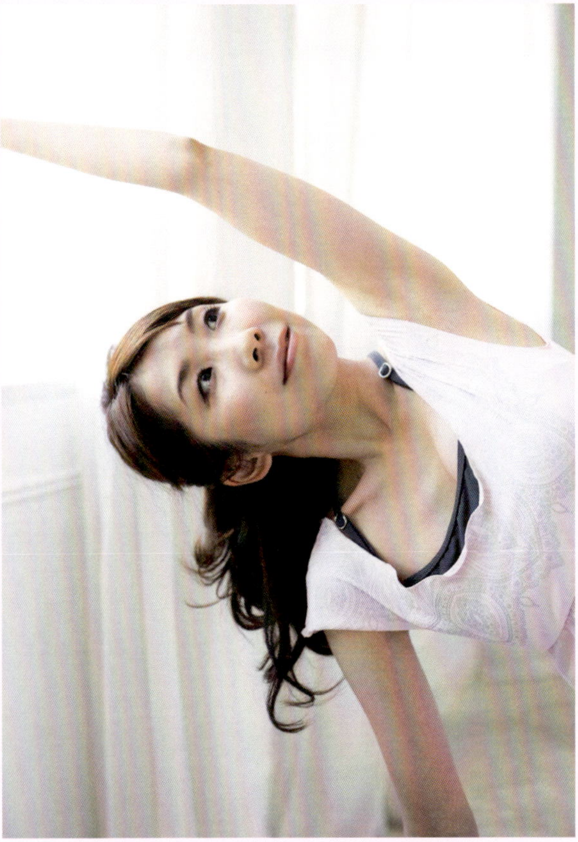

女性の卵巣の中には、「原始卵胞」という卵子のもととなる袋状のものがあり、その中には未成熟な卵子が１つずつ入っています。「原始卵胞」は、約６周期で「成熟卵胞」になりますが、同時期にいくつか育った卵胞の中から、月経周期に合った時期に成熟した卵胞が「首席卵胞」として排卵され、そのほかは消滅していきます。排卵される卵子は１つでも、それ以外に多くの卵胞が消えているのです。

また、「原始卵胞」は胎児のときにつくられますが、誕生後はその数が激減。35才になるころには、誕生時の１～２％ほどに。卵子の減少をくい止めたり、数を増やす方法は今のところ見つかっていませんが、卵子の質を元気に保つことは、自分自身で可能です。規則正しい生活リズム、適度な運動、栄養バランスのよい食事、ストレスを抱え込まない生活を心がけましょう。

〈女性の年齢と原始卵胞の数〉

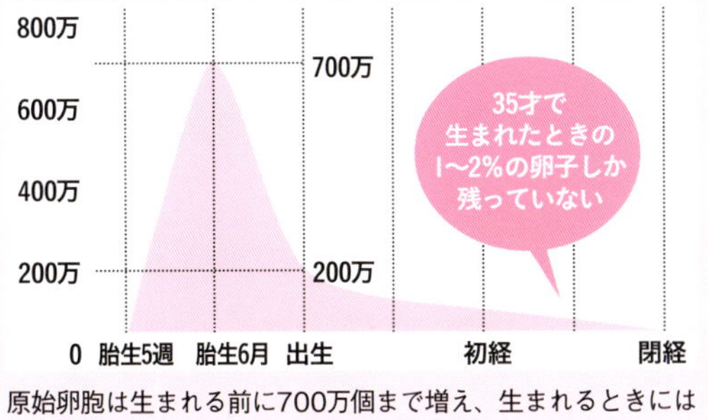

原始卵胞は生まれる前に700万個まで増え、生まれるときには約200万個まで減少。初潮時には約30万個、その後は１カ月に約1000個ずつ減り、35才になると誕生時の1～２％しか残っていません。
Reproductive Medichine Series Vol.4

ウミヨガで若々しい体をキープしましょう

ウミヨガで血行をよくし、体のすみずみまで酸素と栄養を行き渡らせます。子宮内への血流量も増え、冷えも改善。妊娠しやすい体になることでしょう。また、ウミヨガで体を動かすことで、アンチエイジングのカギとして近年注目されている「ミトコンドリア」を活性化する効果があります。

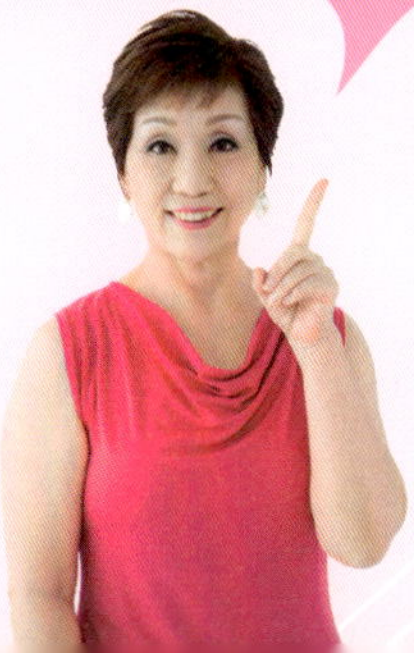

Vの字キープで下腹部を強化

腹筋のポーズ

上半身と両足を同時に起こし、おなかに力を入れてVの字をつくります。
なるべく足を高く引き上げられるようがんばりましょう。

1 あおむけで両手を頭の上に

あおむけになり、息を吸いながら両手を頭の上に伸ばします。

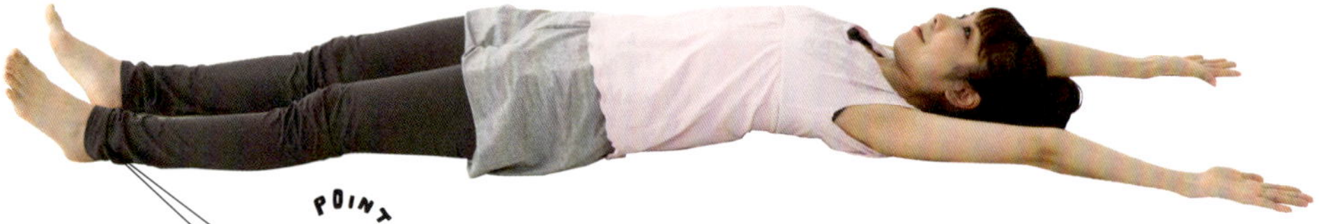

POINT
足は腰幅に開く

2 上半身、両足を同時に上げVの字に

息を吐きながら、上半身と両足を同時に起こし、両手はまっすぐ肩の高さに。おなかに力を入れて、Vの字をつくり、この体勢をキープ。慣れてきたら、キープの時間を長くしましょう。

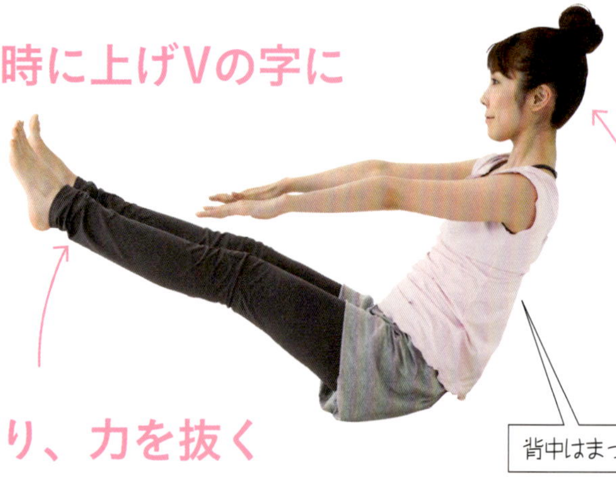

POINT
背中はまっすぐに

3 再びあおむけになり、力を抜く

息を吸いながら上半身と両足を下ろし、全身の力を抜きます。
これをくり返します。

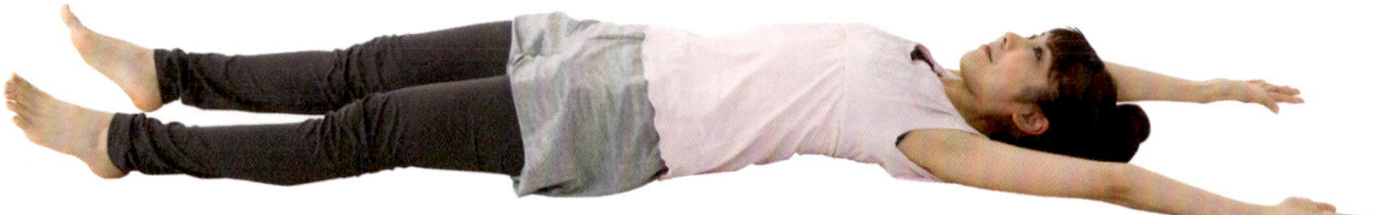

回数の目安7回

> 正しい姿勢で血行を促進します

背筋のポーズ

うつぶせになり、おへそを中心にして両手、両足を同時に引き上げ、
背筋を鍛えます。姿勢がよくなり、血流がよくなります。

1 うつぶせでつま先を立てる

うつぶせになり、足は腰幅に開いて、つま先を立てます。
息を吸いながら、両手を頭の上に伸ばします。

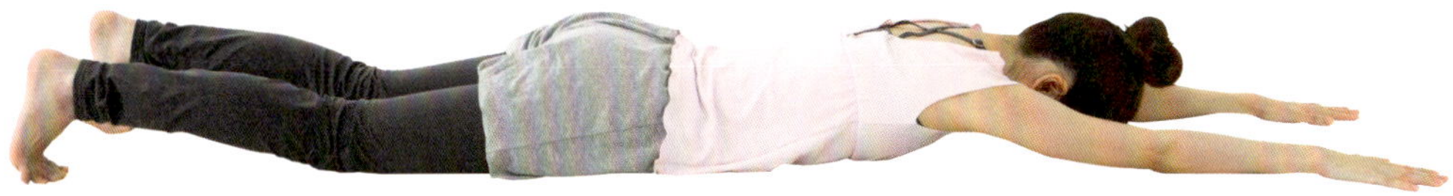

2 両手、両足を同時に上げる

息を吐きながら、おへそを中心にして、
両手・両足を同時に引き上げます。

POINT かかとをつき出す

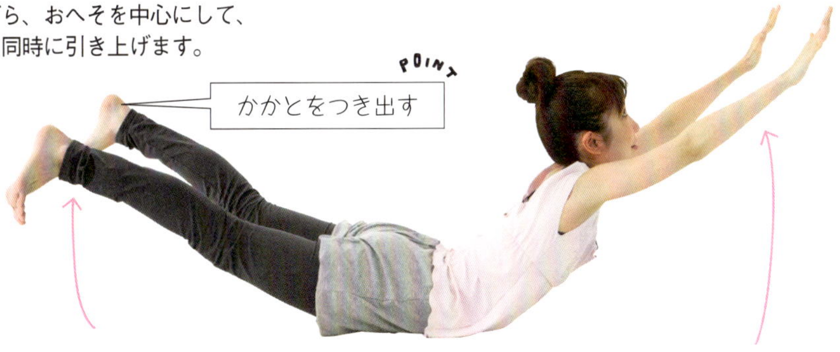

3 両手、両足をゆっくり戻す

苦しくなったら息を吸い、息を吐きながら、
ゆっくりと両手、両足を下ろします。これをくり返します。

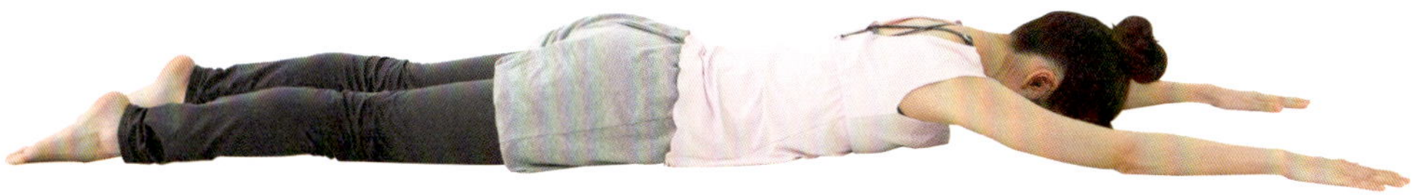

回数の目安 7回

背中とおしりが引き締まるのを実感

コブラのポーズ

うつぶせの姿勢から、息を吸いながら上半身を起こします。
コブラの姿をイメージして背中を美しくそらせましょう。

1 うつぶせからスタート。両足をそろえてつま先を立てる

うつぶせになり、両足をそろえて、つま先を立てます。両手は体の横におきます。

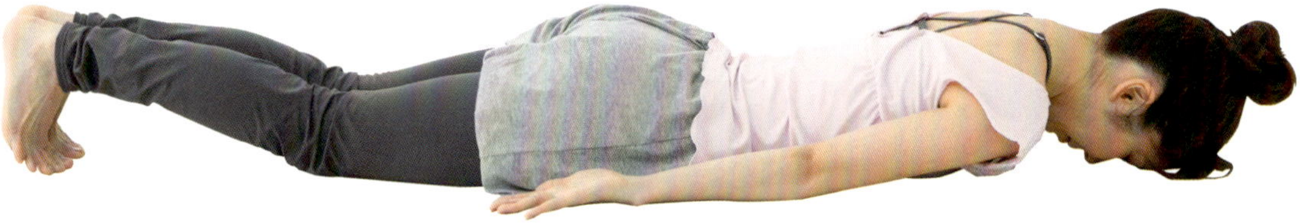

2 手を胸の横におき、ひじを曲げて脇を締める

ひじを曲げて脇を締め、両手を胸の横におきます。
ひたいを床につけたまま、静かに息を吐きます。

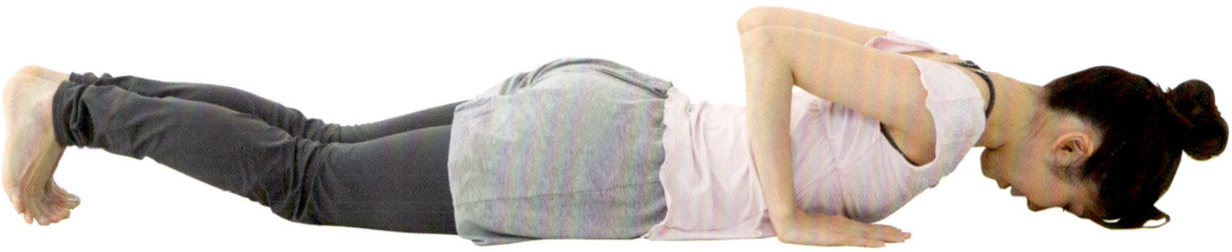

3 両ひじを締め、上半身をそらす

息を吸いながら、両ひじを締めて頭を上げながら、上半身を起こします。
ひざの裏が伸び、肛門が締まるのを意識しましょう。

POINT
ひじを締め、胸を開く

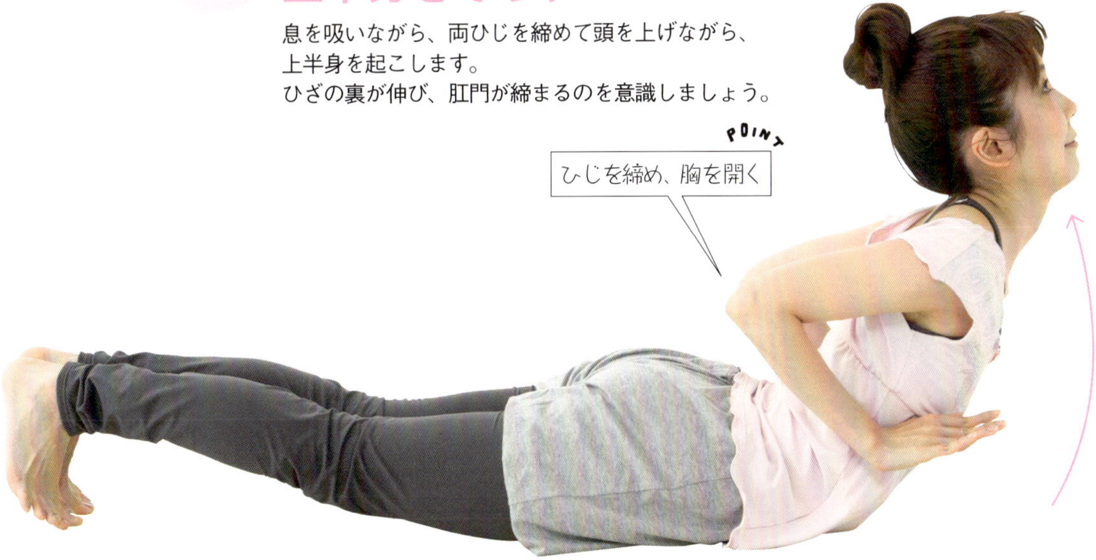

4 息を吐きながら両手、上半身、足を下ろして力を抜く

息を吐きながら上半身を下ろし、全身の力を抜きます。
①〜④をくり返します。

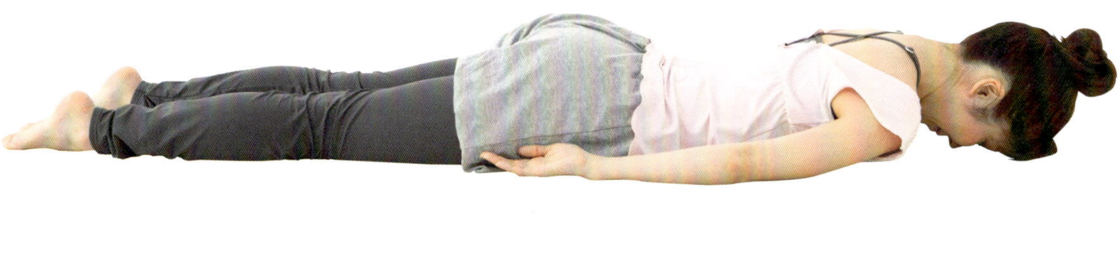

回数の目安 7回

腟の締まりが驚くほどよくなる！

感度アップのポーズ

息を吸いながら肛門を締めておしりを上げ、吐きながら肛門をゆるめて下げます。くり返すだけで腟の締まりがよくなり、感度アップ。

1 あおむけからスタート。頭の後ろで手を組んで

あおむけになり、頭の下で両手を組み、足は腰幅に開きます。

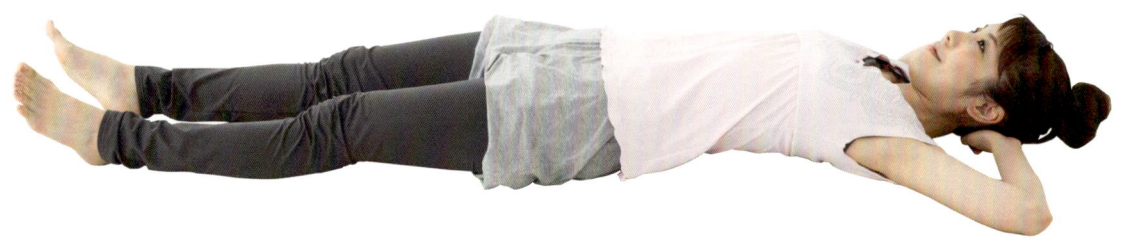

2 ひざを立て、かかとはおしりに引き寄せる

ひざを立て、かかとをおしりにしっかりと引き寄せます。

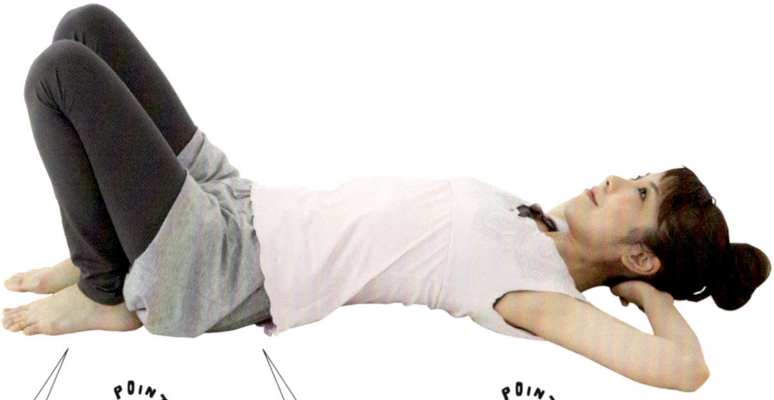

POINT 両足は床につけ平行におく

POINT 仙骨が床についているのを感じて

3 おしりをつき上げ、ひざを直角に

息を吸いながら肛門を引き締めておしりを上げ、
太ももと床が平行になるようにひざを直角に曲げます。
この体勢をキープします。

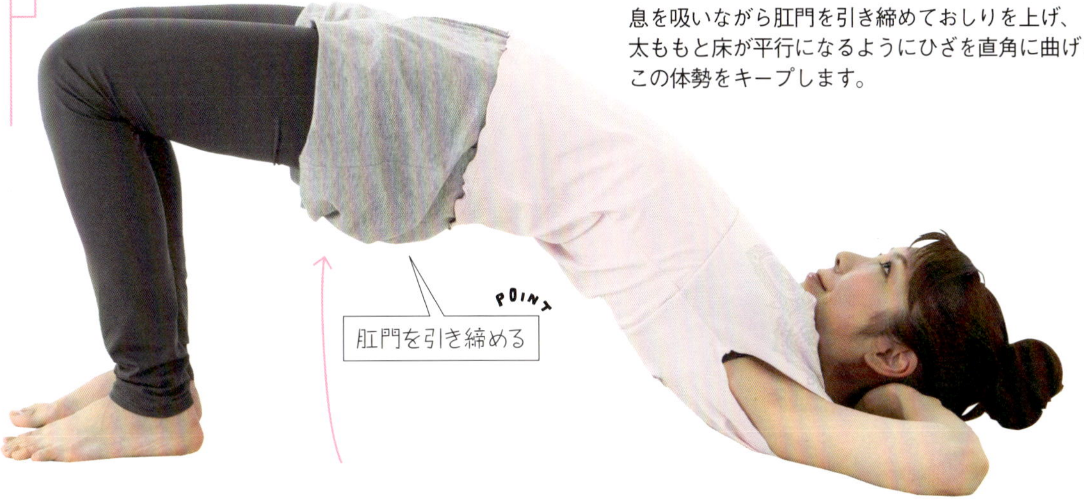

POINT 肛門を引き締める

4 床ギリギリのところまでおしりを下ろしてキープする

息を吐きながら肛門をゆるめ、おしりからゆっくりと下ろし、
床につく直前のところでキープします。③〜④をくり返します。

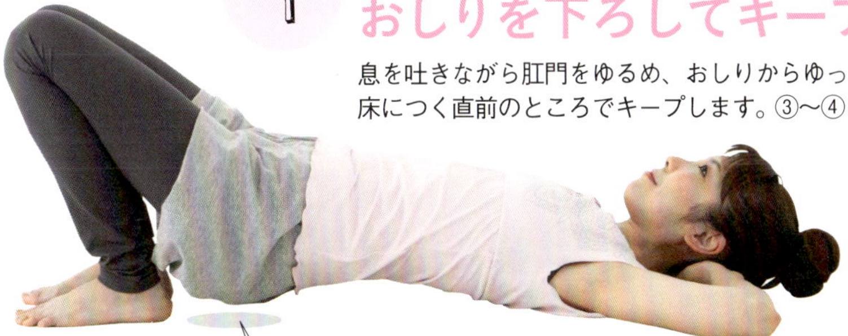

POINT おしりは床につけない

5 ゆっくりと全身を伸ばし脱力してリラックス

③〜④を7回くり返したあと、息を吐きながら
おしりを床につけ、全身の力を抜いて足と手を伸ばします。

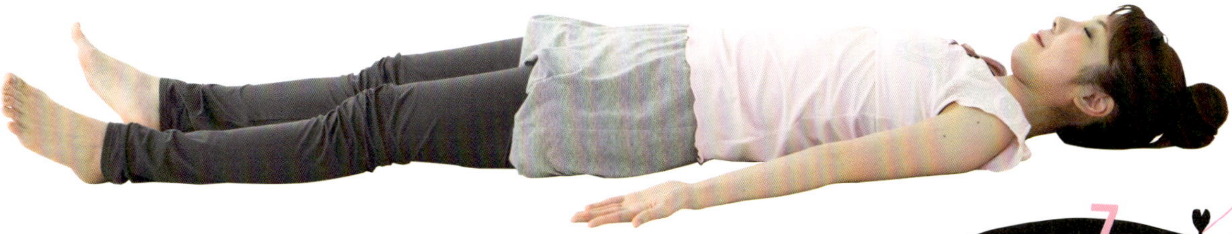

回数の目安 7回

腹筋や二の腕の筋肉が鍛えられる

ヒンドゥー・プッシュアップ

ヒンドゥー＝インド式、プッシュアップ＝腕立てふせ。腹筋の力を使って、ゆっくりと上半身をスライドさせるのが特徴です。

1 両手と両ひざを床につけ手は肩幅、足は腰幅に

両肩の真下に手のひらをおき、
ひざは直角に立てます。
足は腰幅に開きます。

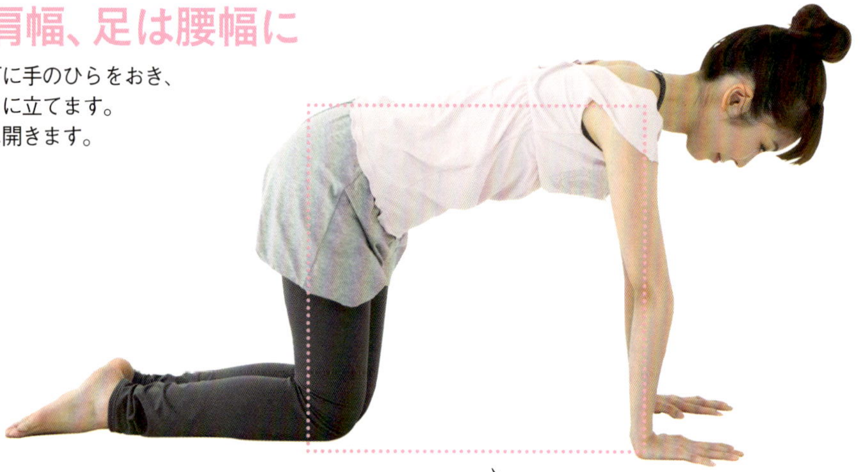

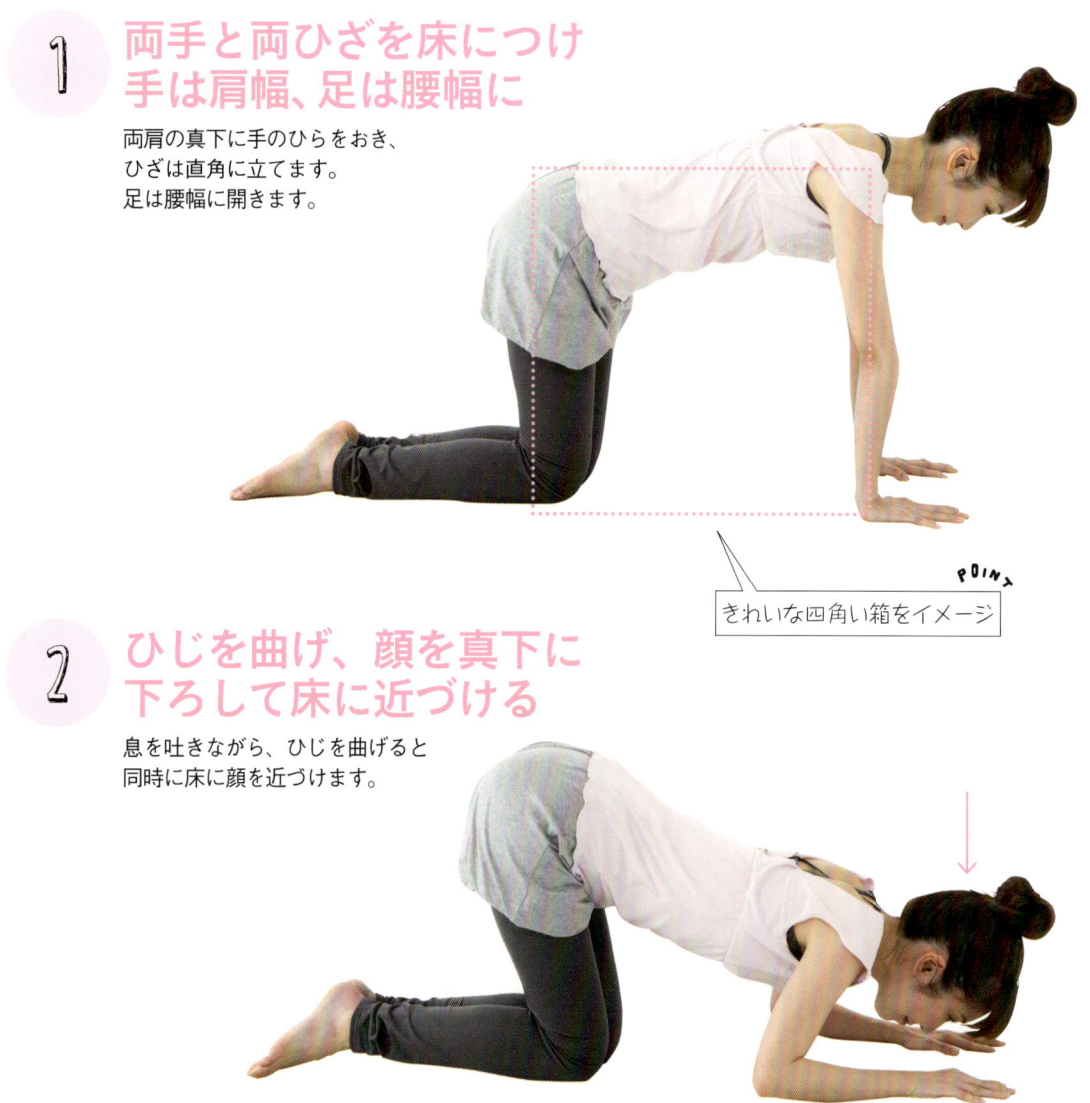

POINT
きれいな四角い箱をイメージ

2 ひじを曲げ、顔を真下に下ろして床に近づける

息を吐きながら、ひじを曲げると
同時に床に顔を近づけます。

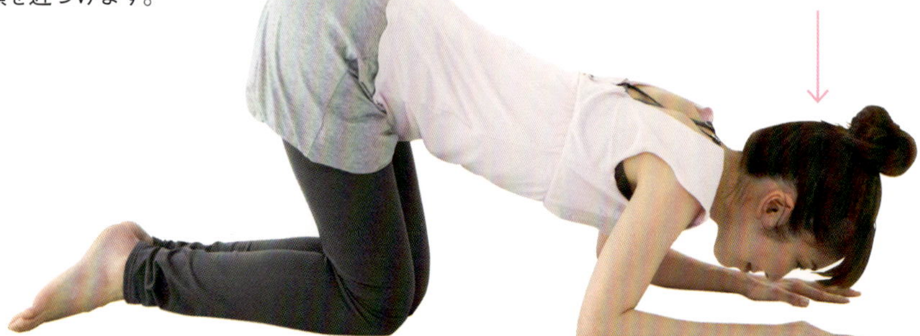

3 おなかに力を入れて顔を30cmほど前に動かす

顔の高さをキープしながら、30cmほど床をなめるように顔を前に動かします。

POINT おなかに力を入れながら

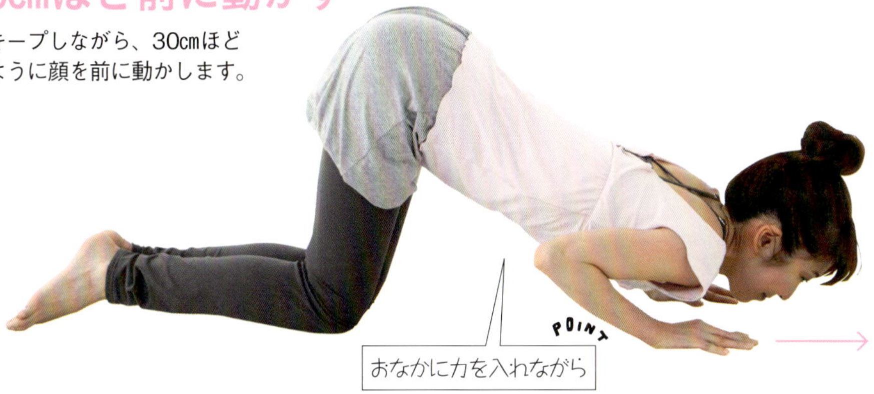

4 腹筋の力で体を持ち上げ最初の姿勢に戻る

腹筋を使って体を持ち上げ、①の姿勢に戻ります。①〜④をくり返します。

POINT 背中がそらないよう注意

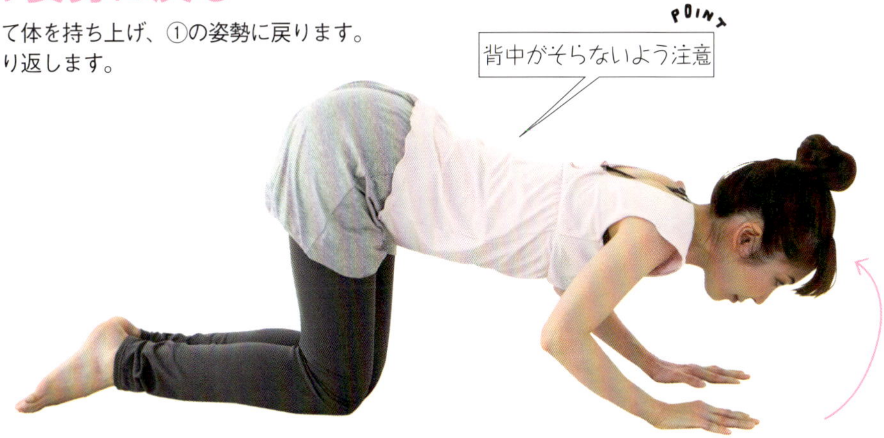

ワンポイントレッスン

慣れるまでは、立った状態で壁を使って練習しましょう。壁に手をついて、息を吐きながら壁に顔を近づけます。壁につく直前で止め、腹筋の力で元に戻ります。

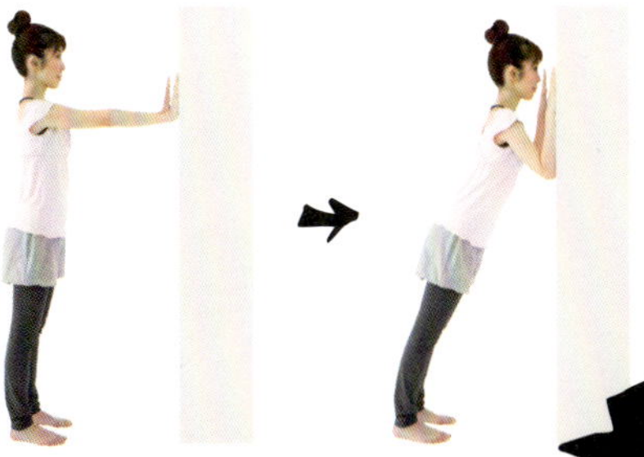

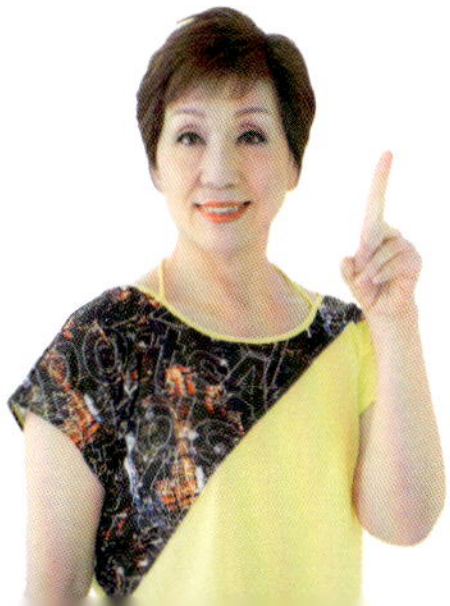

回数の目安 7回

COLUMN

木下由梨の心のエクササイズ

—— Thema 1 ——

幸せのかたち

幸せっていったいどのようなかたちをしているのでしょう？
色を塗るなら何色でしょう？

ワークショップで、「幸せのかたち」というテーマで絵を描いてもらうと、
そのときどきの皆さんの心がそのまま描き出されていきます。
大きな痛みを背負っている、
不安でたまらない、恐怖におののいているときに、
まぁるくやわらかで伸びやかな絵を描かれるかたはいません。
逆に、心配事がなく、楽しくてしかたがない、
生き生きと今を謳歌されているときに、
角張った暗い世界を描かれるかたはいません。

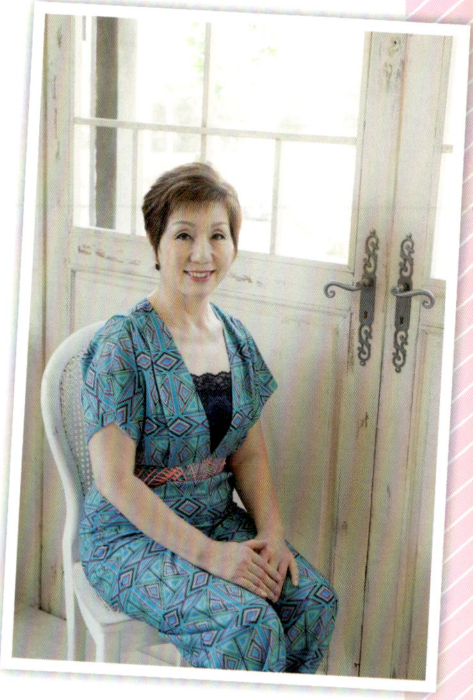

妊娠を望み、ウミヨガにたどりつかれたかたたちとの会話で、
この事例と同じ空気を感じたのは、スタートして間もないころでした。

「少し年齢は高くなってしまったけれど私は妊娠できるわ！」
「みんなが不妊治療を始めているから、私も始めなきゃ！」
まったく根拠のない自信と
まるっきり得体の知れない不安。
この相反する二つの心に翻弄《はんろう》され、
みなさんはとても疲れていらっしゃいました。

心は、受け止め方ひとつで変わります。
受け止める心の角度を少し変えるだけで、
自分をしばっている不要な呪縛から解き放たれるかもしれません。

さあ。
「幸せのかたち」を絵にしてみませんか。
無心で思うがままに色を塗ったりかたちを描いたりするのは、
手軽にできる自己解放の手段です。
自分の心の状態を知ることから、始めてみましょう。

Part 2

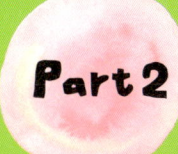

血行を促進し、栄養を全身に行き渡らせる！

冷えを防いで 体温を上げるヨガ

現代女性の多くが悩まされている冷え。運動不足など原因は
さまざまですが、冷えが原因となる不妊は想像以上に多いものです。
体温を上げるヨガで体質改善を目指しましょう。

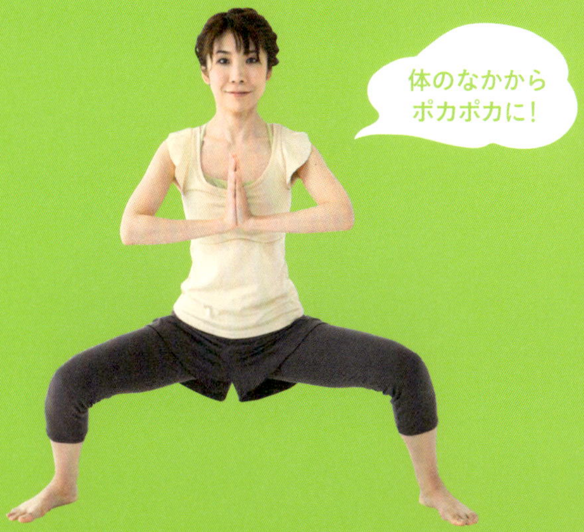

冷えは大敵！
“子宮力”を弱めます

妊娠を妨げる要因のひとつが体の冷え。
でも、ひとくちに冷えといっても原因はさまざま。まずは思い当たる原因をとり除き、
ウミヨガで体の内側から温めて、授かり体質になりましょう。

こんな行動はNG！生活習慣をチェック

運動不足で血行不良、体温も下がります！

電車や車移動が主で歩く距離が少ない現代人は、意識しないと運動不足に。体を動かさないと血行が悪くなり、手足の末端が冷えてきます。

ストレスも冷えの原因になるんです！

仕事や人間関係など、ストレスにさらされ続けると自律神経が乱れ、さまざまな不調があらわれます。そのひとつが、血行不良による冷えです。

シャワーだけの入浴では体は温まりません！

バスタイムは絶好の冷えとりの場。シャワーだけでは体の芯から温まることはできません。湯船につかって全身を温め、自律神経のバランスを整えましょう。

食生活の乱れも冷えに直結します！

ビタミン、ミネラルが不足した食事、朝食抜きの生活、冷たいものの食べすぎ＆飲みすぎはNG。体を冷やし、体温が上がりにくくなります。

薄着やエアコン、生活の中に危険が！

夏は「外は猛暑、室内は冷風で寒い」、冬は「外は厳寒、室内は汗をかくほど暖かい」現代社会。対策を講じないと、ますます体が冷えることに。

冷えが原因で血行不良に。子宮や卵巣の機能低下につながります

年代問わず、多くの女性が悩む冷え。また、平熱が36度未満の低体温の人が増えているという報告も。体の冷えは、妊娠力にどのような影響を及ぼすのでしょう？

全身をくまなくめぐる血流が寒さや緊張などで滞ると、手足など体の末端に血液が流れにくくなります。さらにひどくなると、内臓に必要な栄養や酸素が行き渡らなくなったり、老廃物の回収がスムーズにできなくなり、体にさまざまな不調が起こります。また、妊娠にかかわる臓器である卵巣や子宮にも影響が。卵巣への血流が悪いと、卵子がちゃんと育たなかったり、受精卵の着床に必要な子宮内膜が十分に厚くならなかったりします。妊娠を望むなら、冷え対策が必須なのです。

体が冷えると
血管が収縮して血流が悪くなる

↓

体のすみずみまで
血液が行き渡りにくくなる

↓

子宮や卵巣への血流量が減り、
機能低下をもたらす

↓

妊娠しづらくなる

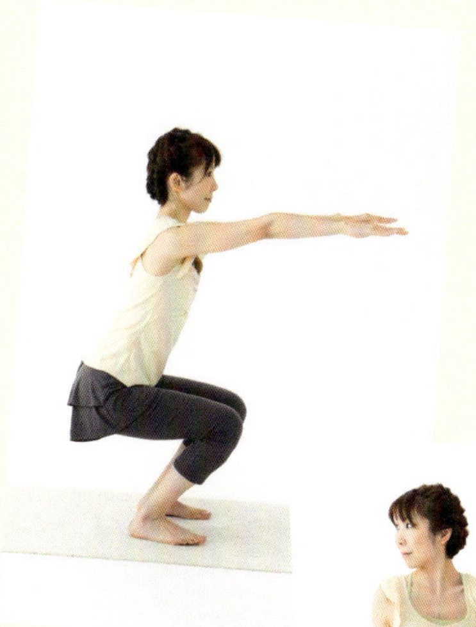

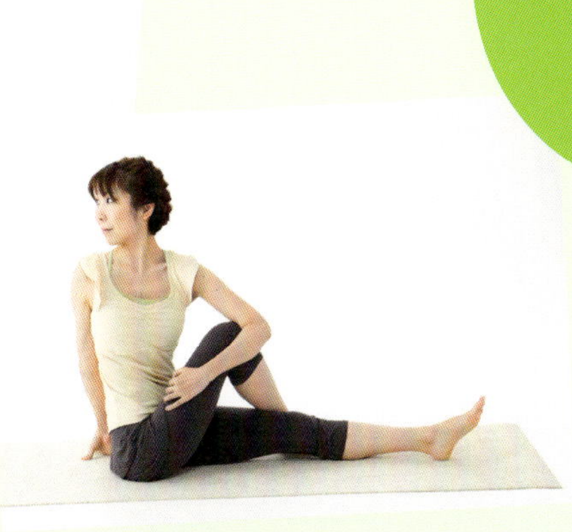

ウミヨガで冷えを解消しましょう

ウミヨガには血行を促進し、基礎代謝を上げる効果があります。また、筋肉には熱をつくり出す働きがありますが、ウミヨガでは筋肉も鍛えられます。さらに心を落ち着けてリラックスできることで、日々のストレス発散にもつながります。ただし、運動後に汗をかいたままにしておくと、かえって冷えてしまいますので、注意してくださいね。

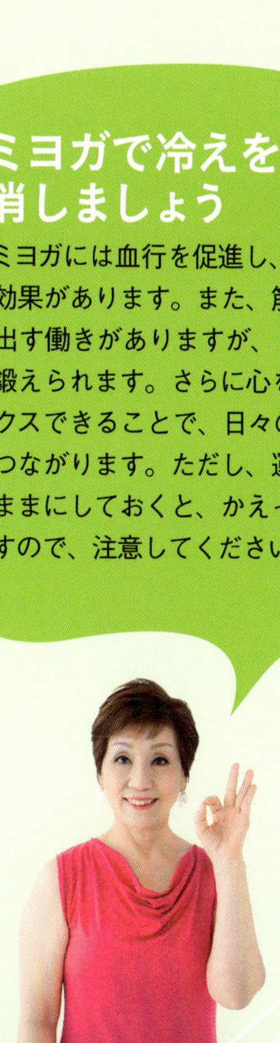

下半身の血行を促進する

スクワット1

初心者にも無理なくできるスクワットです。息を吐きながら腰を落とし、
吸いながら上げます。背筋を伸ばして行いましょう。

1 両足を腰幅に開き、まっすぐ立つ

両足は腰幅に開き、両手は体の横に
おいて姿勢を正して立ちます。

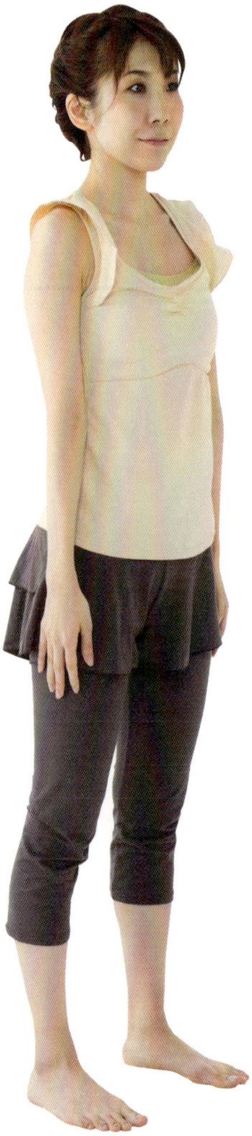

2 両手を肩の高さに上げ、ゆっくりと腰を落とす

息を吸いながら両手を肩の高さまで上げ、
息を吐きながら腰を落とします。
太ももは床と平行になるまで下ろしましょう。

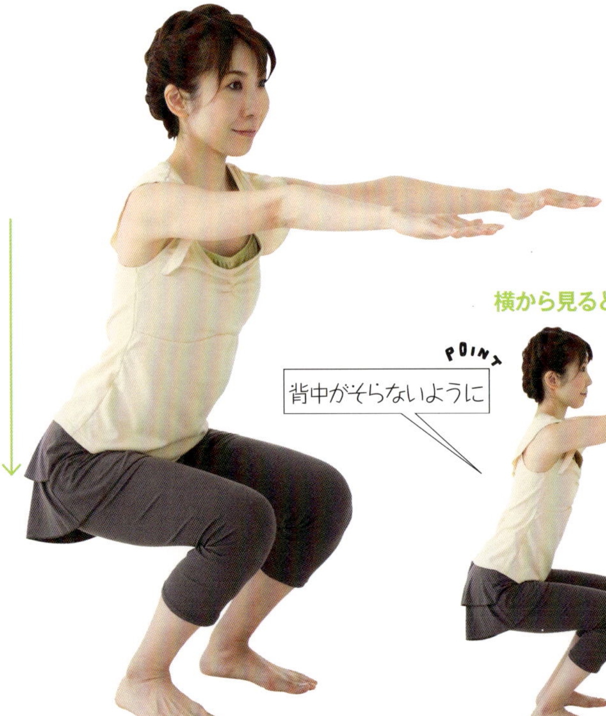

横から見ると…

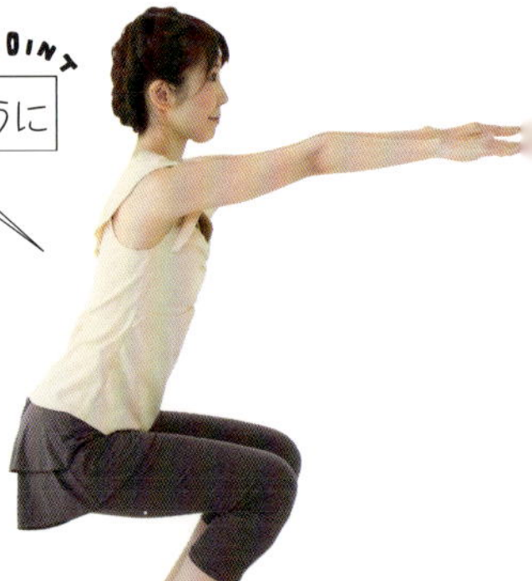

3 両手を上げたまま息を吸って立ち上がる

②の姿勢から、両手を上げたまま息を吸いながらゆっくりと立ち上がります。

POINT 両手は上げたまま

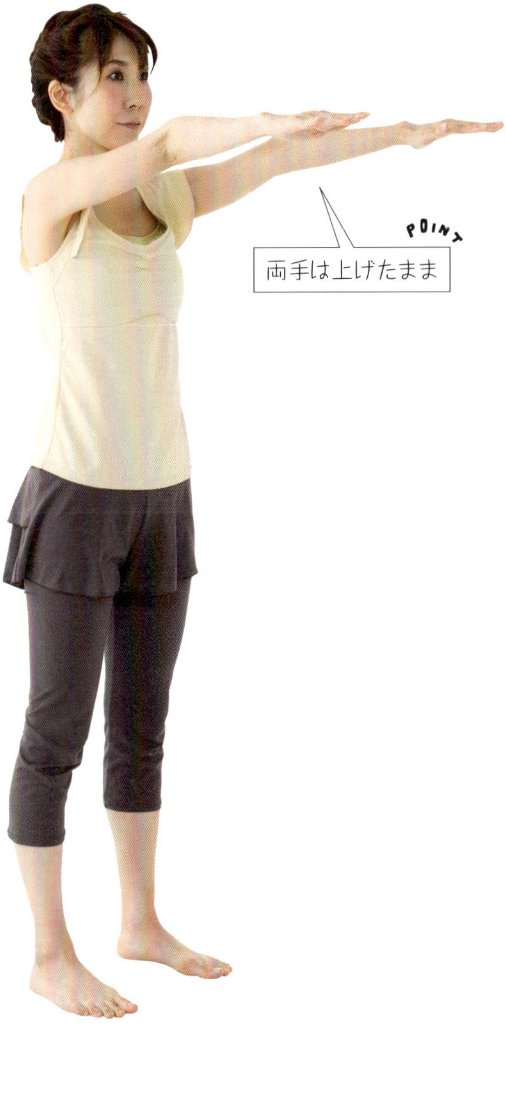

4 息を吐きながらゆっくり両手を下ろす

息を吐きながら両手を下ろし、全身リラックス。②～④をくり返します。

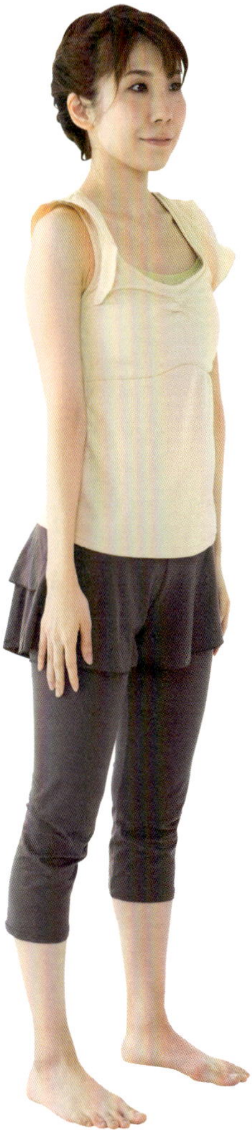

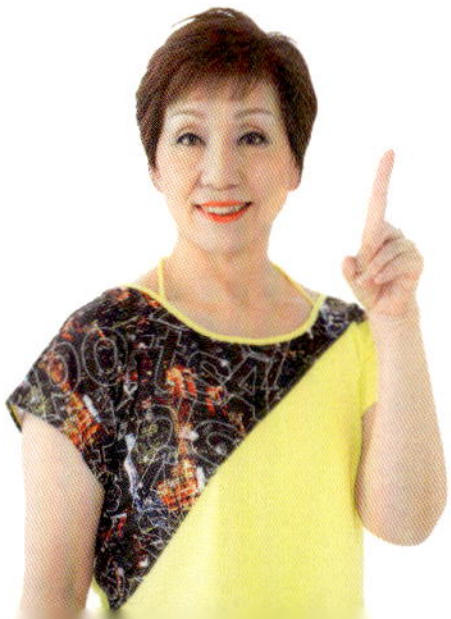

簡単な動きですが、呼吸に合わせてゆっくり動くのがポイント。ひとつひとつの動作をていねいに行いましょう。

回数の目安 **7**回

骨盤を矯正し体をラクに

スクワット2

股関節をやわらかくし、骨盤のゆがみを直すスクワットです。
血行がよくなるので、腰痛や生理痛が緩和され、冷え性にも効果あり。

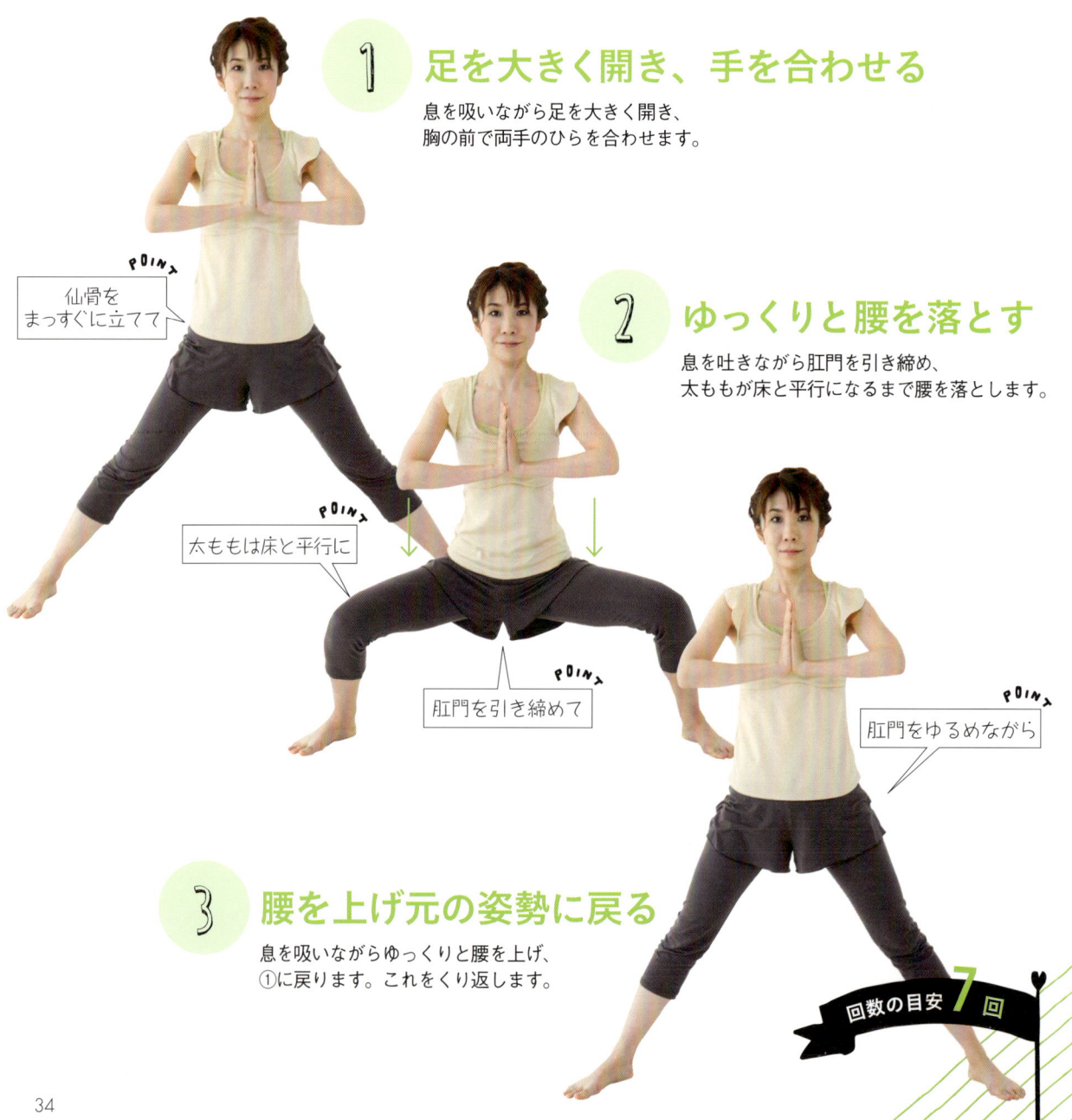

1 足を大きく開き、手を合わせる

息を吸いながら足を大きく開き、
胸の前で両手のひらを合わせます。

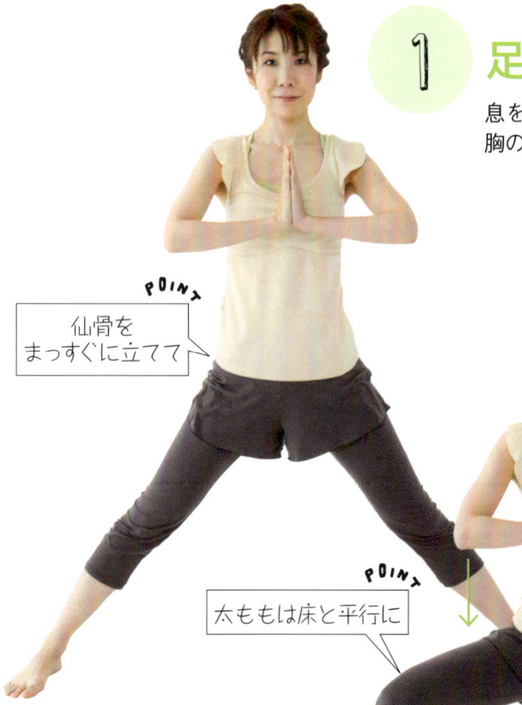
POINT
仙骨を
まっすぐに立てて

2 ゆっくりと腰を落とす

息を吐きながら肛門を引き締め、
太ももが床と平行になるまで腰を落とします。

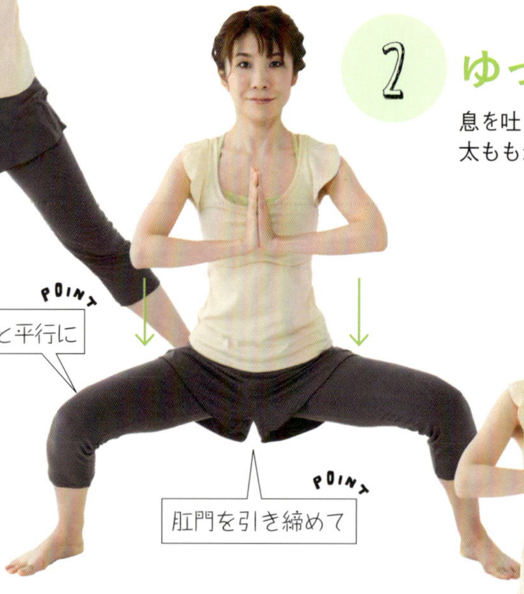
POINT
太ももは床と平行に
POINT
肛門を引き締めて

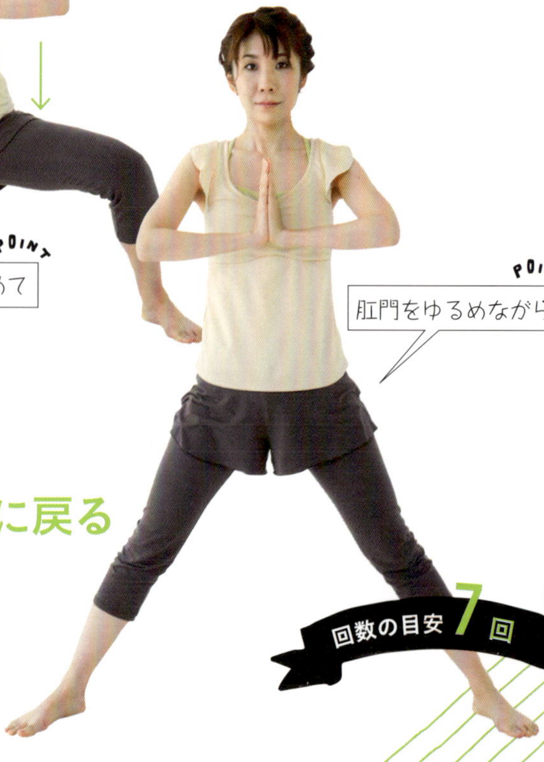
POINT
肛門をゆるめながら

3 腰を上げ元の姿勢に戻る

息を吸いながらゆっくりと腰を上げ、
①に戻ります。これをくり返します。

回数の目安 7回

全身に血液が行き渡る！

ばんざいのポーズ

小さくかがんでから、思い切り伸ばします。伸ばす瞬間、「パッ！」と口に出すと、より爽快感が得られるはずです。

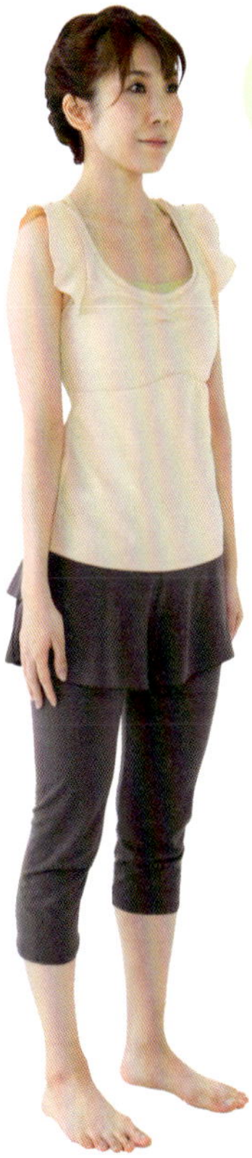

1 両足を腰幅に開いて立つ

両足は腰幅に開き、両手は体の横においての立ちます。背筋を伸ばしましょう。

2 両手で抱え込むようにかがむ

息を吸いながら、背中を丸くしてかがみます。

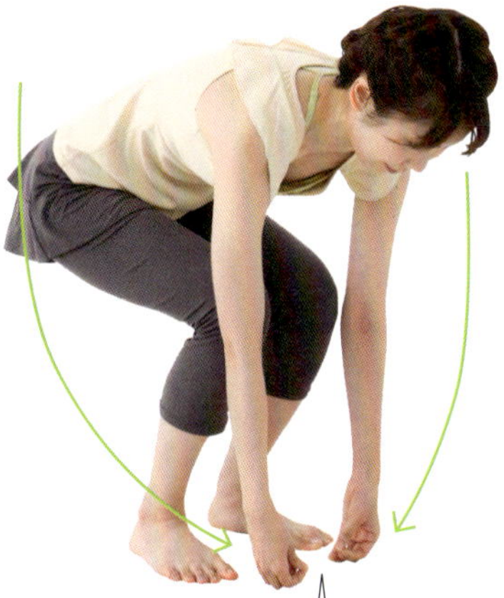

POINT
両手ですくい取るように

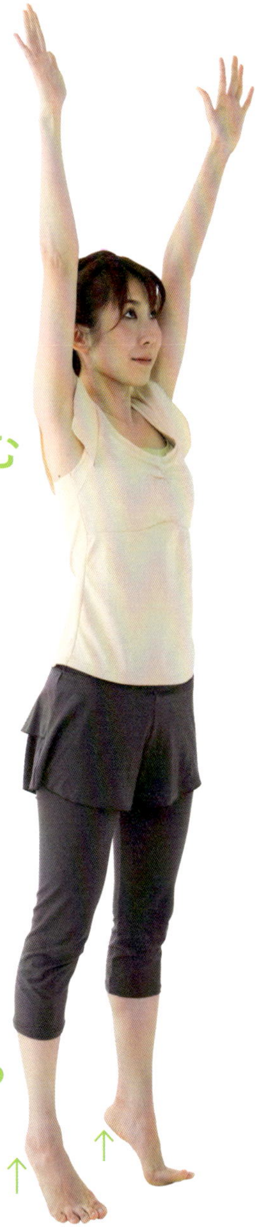

3 両手を思い切り上げながらつま先立ちで伸びる

一気に息を吐きながら、両手を開いて大きく上げ、つま先立ちになって伸び上がり、①に戻ります。これを7回くり返します。最後は両手とかかとをゆっくりと下ろしましょう。

回数の目安 7回

子宮に血液を送り込む

ねじりのポーズ1

上半身をねじることで、子宮や卵巣への血流がアップ。
また、ウエストまわりを引き締め、腸を刺激して便秘解消の効果も。

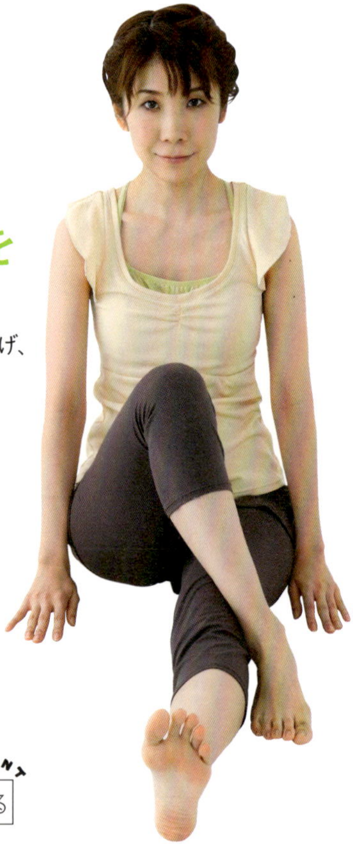

1 右ひざを曲げ、足裏を左脚の外側におく

長座（P.12）からスタートです。右ひざを曲げ、左脚の太ももの外側に足裏をおきます。

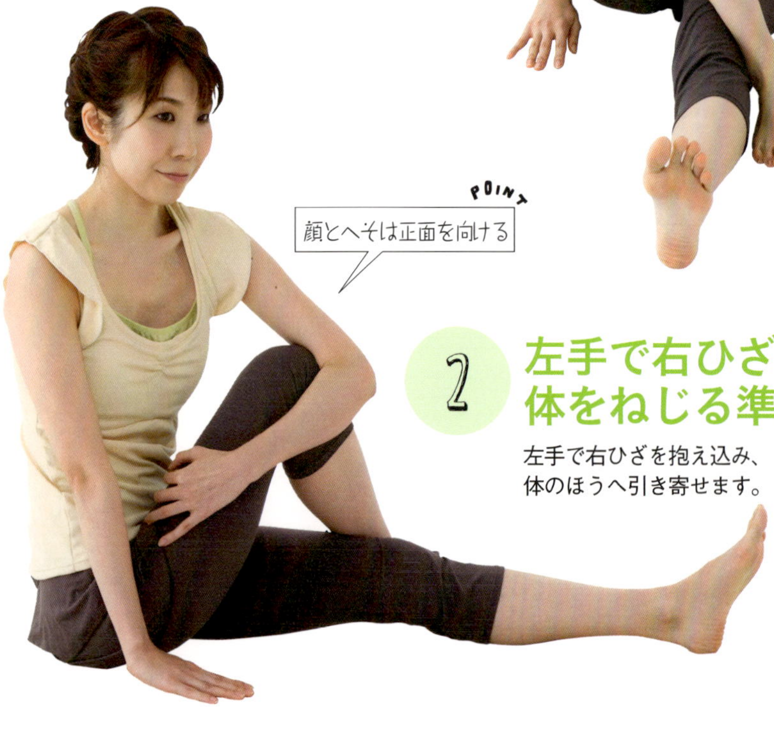

POINT

顔とへそは正面を向ける

2 左手で右ひざを抱え、体をねじる準備をする

左手で右ひざを抱え込み、体のほうへ引き寄せます。

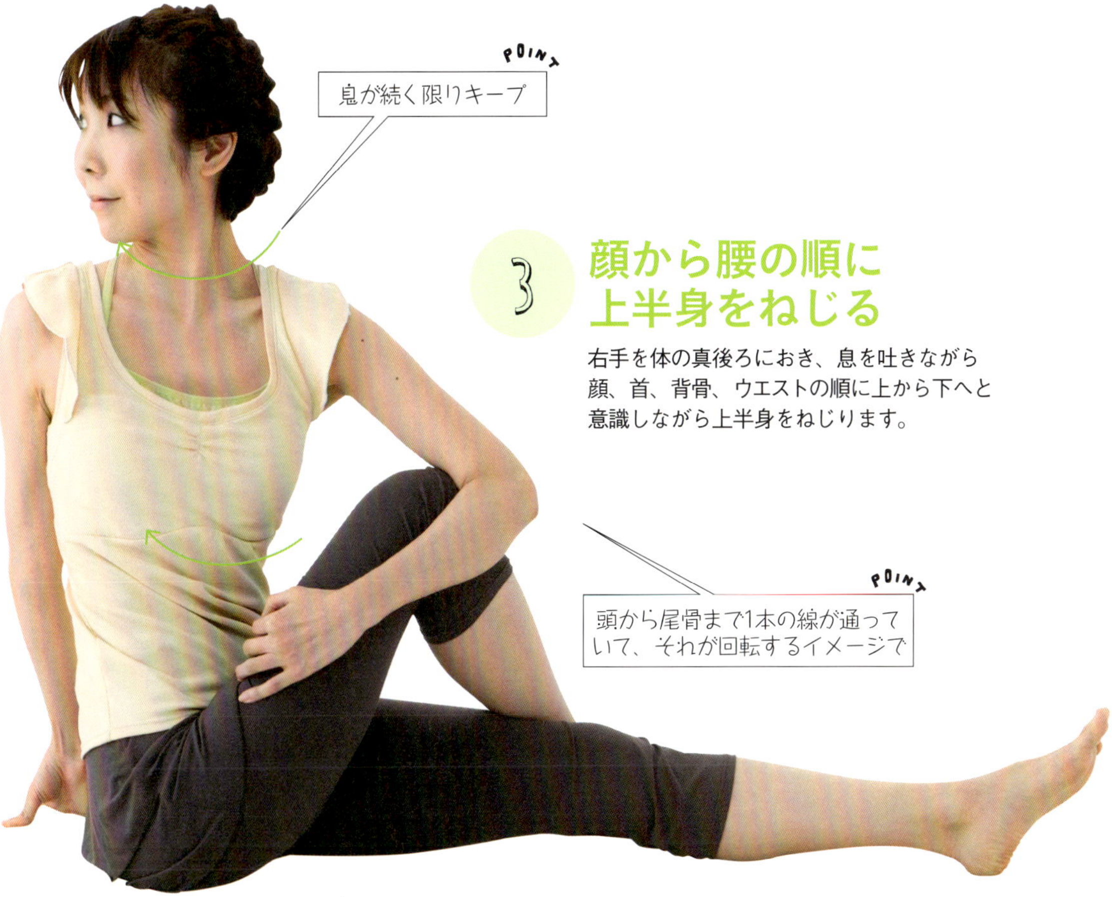
POINT
息が続く限りキープ
POINT
頭から尾骨まで1本の線が通っていて、それが回転するイメージで

3 顔から腰の順に上半身をねじる

右手を体の真後ろにおき、息を吐きながら顔、首、背骨、ウエストの順に上から下へと意識しながら上半身をねじります。

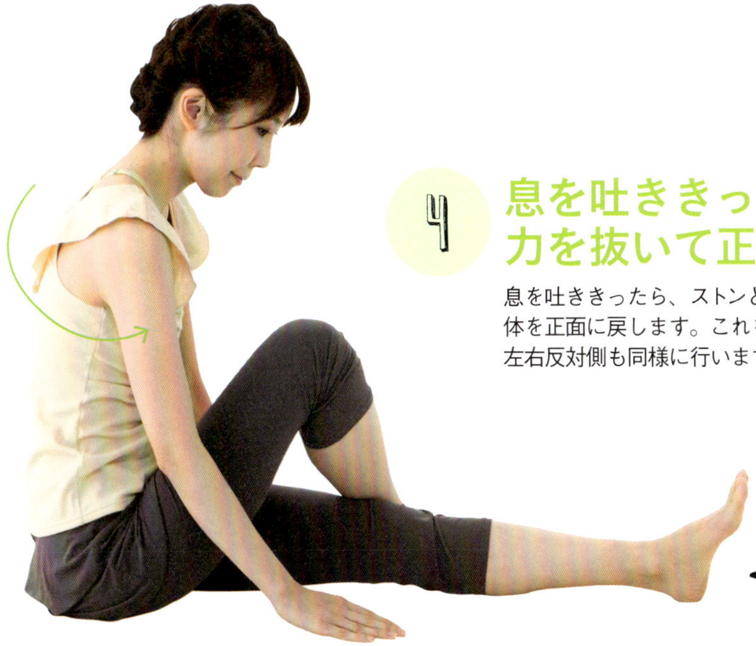

4 息を吐ききったら力を抜いて正面を向く

息を吐ききったら、ストンと力を抜いて体を正面に戻します。これを３回続けます。左右反対側も同様に行います。

回数の目安 各3回

刺激を与えておなかを引き締める

ねじりのポーズ2

ラクな姿勢で座り、上半身をねじるポーズです。
ひざが浮かないように、手で押さえながらねじるといいでしょう。

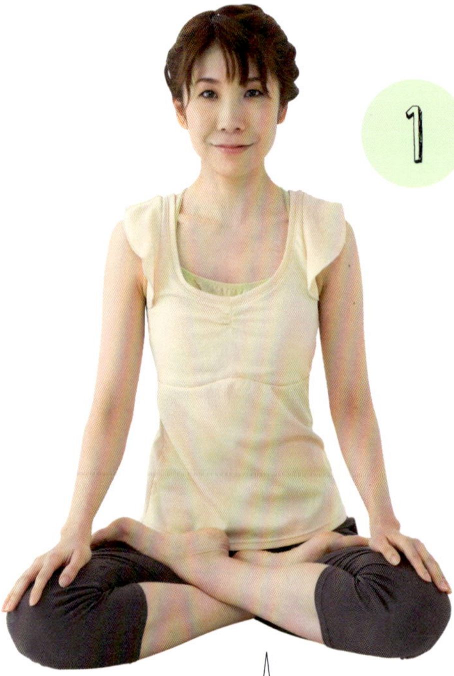

1 結《けっ》跏《か》趺《ふ》坐《ざ》、または安楽座で座ります

結跏趺坐（P.13)から始めます。
できない場合は、安楽座でもかまいません。

POINT
左右の座骨を床に均等につける

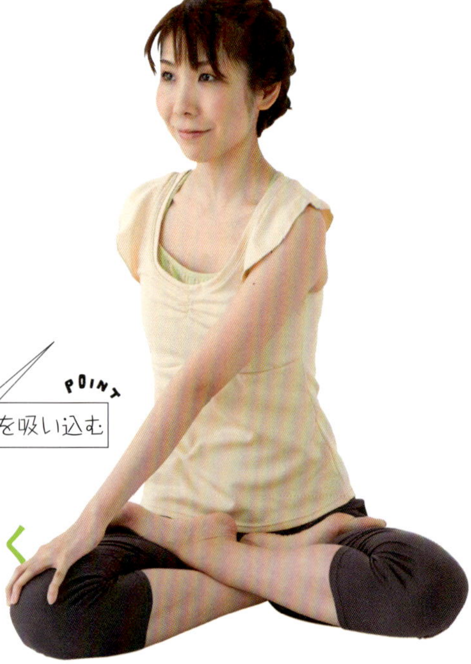

POINT
いっぱいに息を吸い込む

2 左手を右ひざにおき、右手を体の真後ろにおく

左手を右ひざにおき、右手は体の真後ろにおき、ゆったりと息を吸います。
前のめりにならないよう注意しましょう。

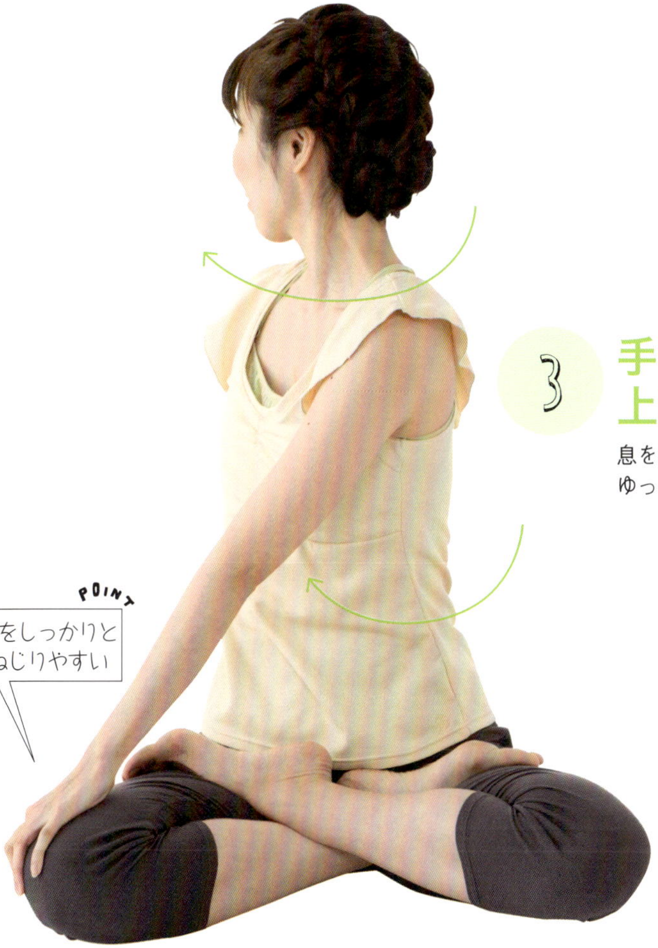

POINT
手でひざをしっかりと
押すとねじりやすい

3 手でひざを押しながら上半身をねじる

息を吐きながら、
ゆっくりと上半身を右方向にねじります。

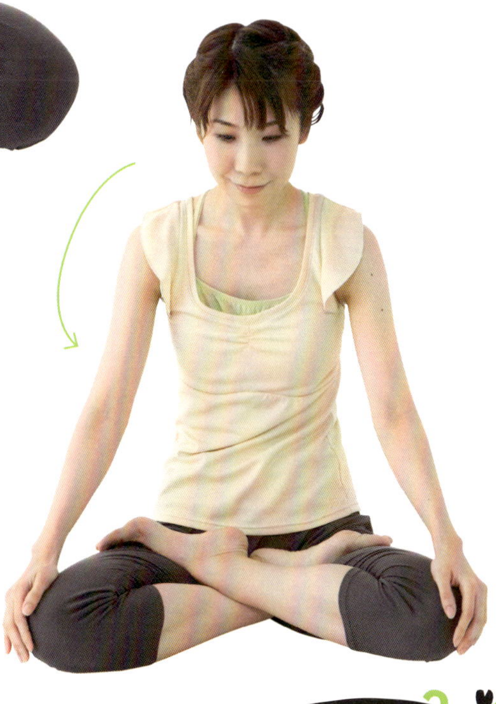

4 息を吐ききったら力を抜いて正面を向く

息を吐ききったら、ストンと力を抜きながら
正面を向きます。これを３回続けます。
左右反対側も同様に行います。

回数の目安 各3回

COLUMN

木下由梨の心のエクササイズ

Thema 2

制限を取っ払いましょう

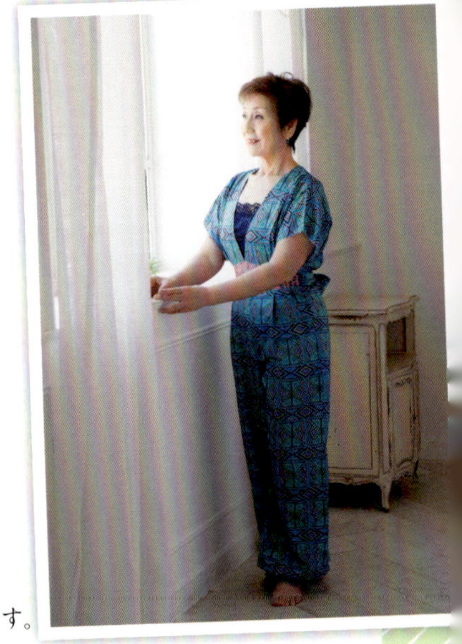

赤ちゃんのすばらしさは、無心であること。
自分の限界や可能性を考えることなく、何度でもくり返しくり返し
チャレンジをし、できることを増やしてゆきます。
私たちが赤ちゃんのように、ただそうしたい気持ちだけを持ち続け、
あきらめることなくチャレンジをくり返すことができたなら。
もっといろいろなことを体験し、そのほとんどをクリアできるでしょう。

でも、鳥にはなれないので、どんなに頑張っても
２階から優雅に舞い降りることはできません。
このように、可能・不可能の分別をするのが「認知脳」です。
この認知脳というものはくせ者で、大人になってこの脳が鍛えられ
働くようになると、私たちはルールにしばられ、常識という枠にはまり、
その可能性や限界、または損得などを考えるようになります。
むずかしそうなことは最初からあきらめ、無難なことを選択するようになり、
「分相応」などという都合のいい言葉を使い、自分に制限を設けてしまうのです。

しかし認知脳のおかげで、文明文化が発展し、平和に暮らせているのも事実です。
では、「認知脳」にふりまわされないようにするにはどうすればよいのでしょうか。

おすすめしたいのが、セルフイメージを強化する方法です。
セルフイメージが高いか低いかで、眠っている能力が開花するか否かが決まります。

レッスンでよく言うのが、「痛いという言葉を置き換えましょう」ということ。
痛いと思うと、私たちの脳は危険を察知し、筋肉を萎縮させ、
それ以上負荷がかからないよう筋肉にブロックをかけます。
痛いという言葉の代わりに、「伸びてる～」「伸びた～」と口にしてみましょう。
縮んでいるところが伸ばされると痛みを感じるわけですから、ウソではありません。
「伸びたぁ～伸びてるぅ」と、顔をしかめながらも置き換えてみると、あら不思議。
「先生、本当に伸びました！」

こうしてどれだけ多くのかたに魔法の呪文をお教えしてきたことでしょう。
脳のシステムがわかるって本当に楽しいですね！　ぜひ一度、お試しください。

Part 3

生理が元気になれば妊娠にグンと近づきます

月経周期に合わせたヨガ

女性の生理は月の軌道と同じく28日が基本的な周期。
月経周期は、月経期、卵胞期、排卵期、黄体期に分けられます。
毎日を快適に過ごすためのおすすめのポーズを紹介します。

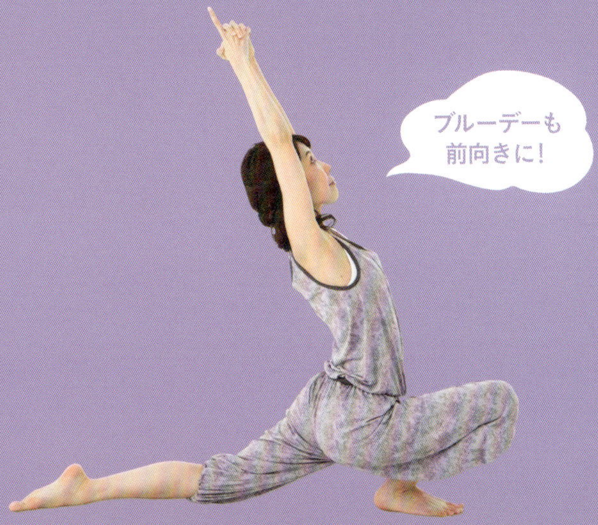

月経周期のリズムに合わせて効果的に

妊娠しやすい体づくりのために、月経周期に合わせたポーズを行い、
ウミヨガの効果をより高めましょう。
月経周期は人により異なりますが、28日が基本的な周期です。

体全体の調子を整え、その時期特有の不調を緩和

女性の体と月経は切っても切り離せない関係です。月経は体だけでなく、心にも大きな影響を与えます。おりものの状態が変化したり、体温が変化したり、排卵痛や月経痛、気分の浮き沈みなどは、すべて月経周期と関連づけられるのです。月経周期は一般的には28日で、その変化や特徴により、４つの時期に分けられますが、月経周期の始まりは月経期で、通常3～７日間続きます。次に卵胞期、排卵期、黄体期と続きます。時期ごとの女性の体の状態に合わせたウミヨガを行うことで、体全体の調子を整え、不調も緩和。より妊娠力を高めることができます。

ただし、月経痛や月経不順は不妊と大きな関係があるので、このような症状があるときは、婦人科を受診しましょう。

また、月経周期に合わせて骨盤は開閉しています。ところがこの開閉力が落ちると、月経血の排出力が弱まり、生理が長引くことが。元気な子宮を維持するために、ウミヨガで骨盤の開閉力を養いましょう。

４つの時期を把握するのが大切

※28日周期の場合

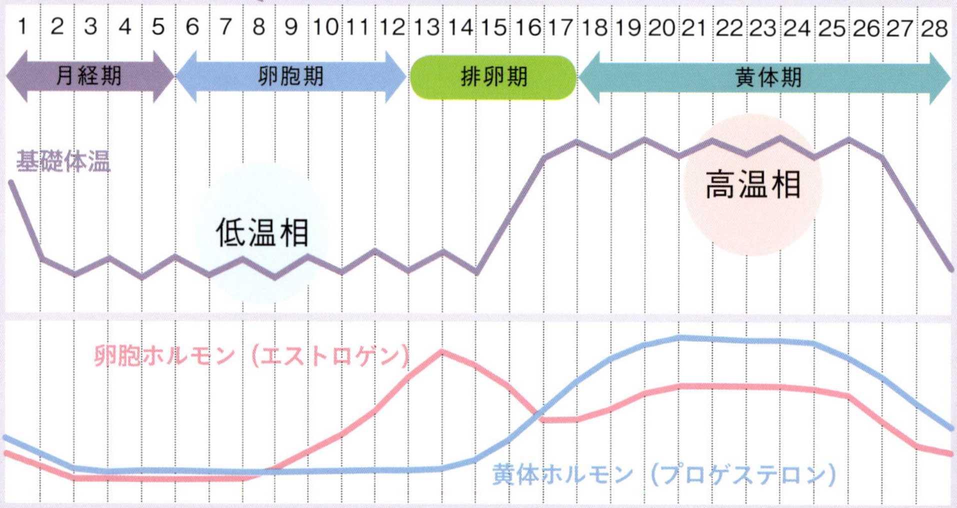

月経周期と基礎体温、女性ホルモンの関係をグラフにした図。体温の上昇とともに、ホルモンの分泌量もアップ。排卵をうながし妊娠に備えます。

＼月経周期における／

体の変化の4時期

月経期

子宮内膜が血液とともに排出されるのが月経

卵子と精子が結合して受精卵になり、子宮内膜に着床すると妊娠成立。妊娠しなかったときは、子宮内膜ははがれ落ち、血液とともに体外に排出されます。これが月経。骨盤は、月経2日目に最も開きます。

この時期におすすめ

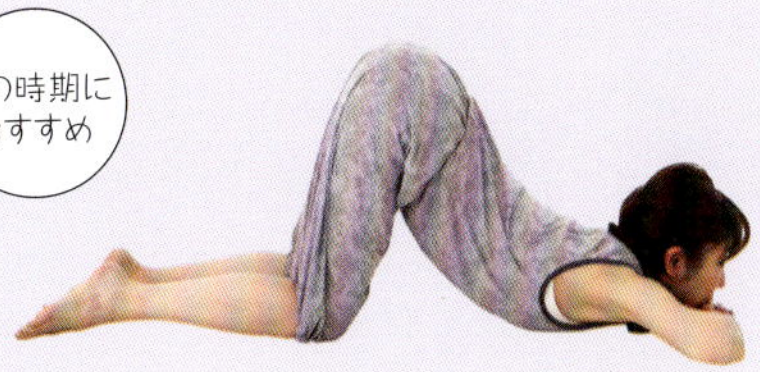

骨盤が開くのを阻害しないポーズを行います。心をおだやかに保ち、月経がくることの大切さを感じて。

48 ページ

卵胞期

卵巣にある原始卵胞が排卵に向けて成長

卵子のもとになる原始卵胞が育つ時期です。卵胞が発育するにつれ、卵胞ホルモンの分泌が盛んになり、子宮内膜が少しずつ厚くなります。また、骨盤が閉じ始めます。

この時期におすすめ

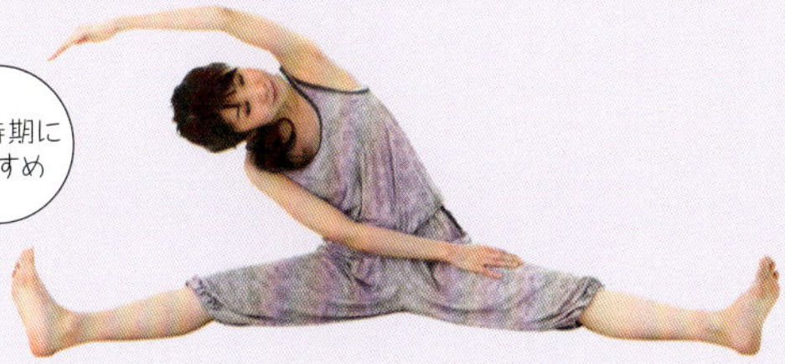

気持ちが高揚する時期ですが、このときこそ自分の心身を大切に扱いたいもの。呼吸法もおすすめ。

52 ページ

排卵期

卵胞から卵子が飛び出し排卵、精子を待ちます

卵胞ホルモンの分泌がピークに達すると黄体ホルモンが分泌され、卵胞から卵子が飛び出し（排卵）、卵管で精子を待ちます。おりものが増え、排卵痛がある人も。骨盤は最も閉じています。

この時期におすすめ

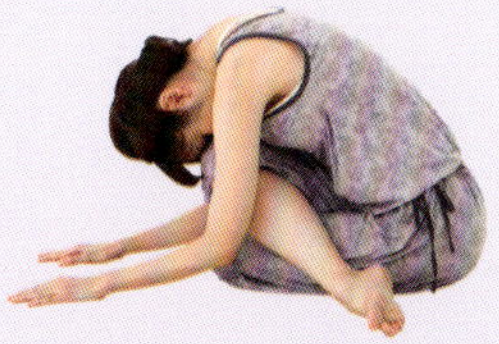

排卵期は体温が大きく下がります。子宮への血流を促し、スムーズに排卵が行われるようなポーズを。

56 ページ

黄体期

ホルモンバランスの影響で心身が不安定に

排卵後に体温が上昇して高温が続きます。卵子が飛び出したあとの卵胞が黄体という組織になり、黄体ホルモンが分泌され、受精卵が着床しやすくする準備が始まります。心身にさまざまな不調が出る時期です。

この時期におすすめ

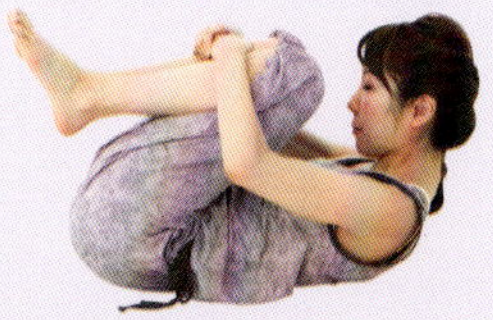

PMS（月経前症候群）などで心身ともに不安定な時期。おだやかな呼吸を伴うポーズを行います。

58 ページ

毎朝行いたいウオームアップ

生理を元気にする 毎日のフローポーズ

できれば毎朝、行いましょう。一連の流れをゆっくりとよどみなく続けることで、
体が温まり、筋肉がほぐれるのを感じるでしょう。

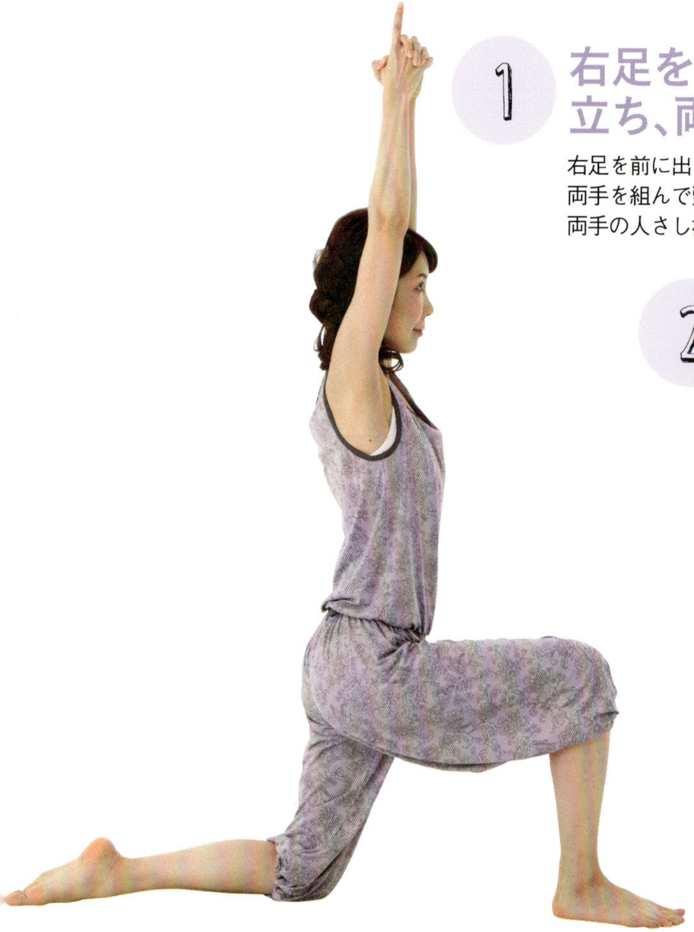

1 右足を前にして片ひざで立ち、両手を上げる

右足を前に出して片ひざで立ち、
両手を組んで頭上にまっすぐ引き上げます。
両手の人さし指を立てて合《がっ》掌《しょう》しましょう。

2 両手は上げたまま右ひざを曲げて重心を下げる

息を吐きながら右ひざを曲げて重心を下ろし、
息を吸います。上半身が倒れないように。

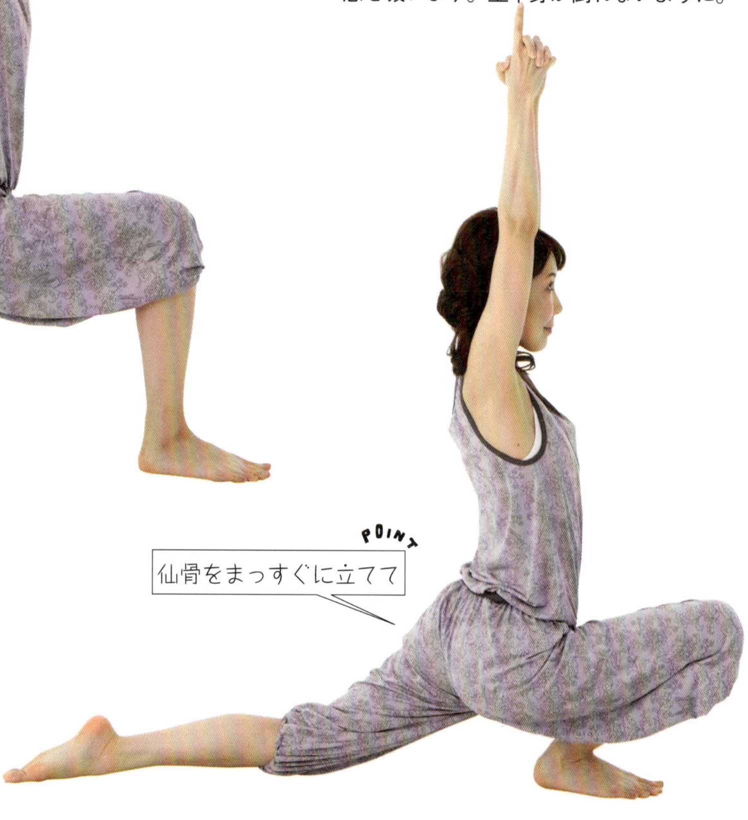

3 息を吐きながら上半身を後ろにそらす

息を吐きながら、上半身を後ろにそらします。
頭だけが後ろにいかないように注意しましょう。

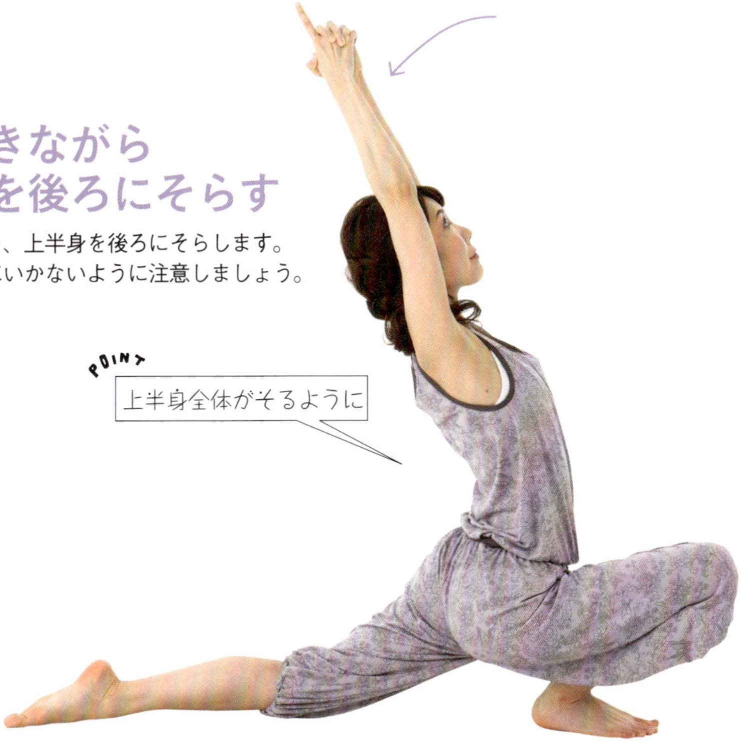

4 1の姿勢に戻り両手を床につける

上半身をまっすぐに戻し、①の姿勢に戻ります。
息を吸いながら両手を下ろして床につけます。

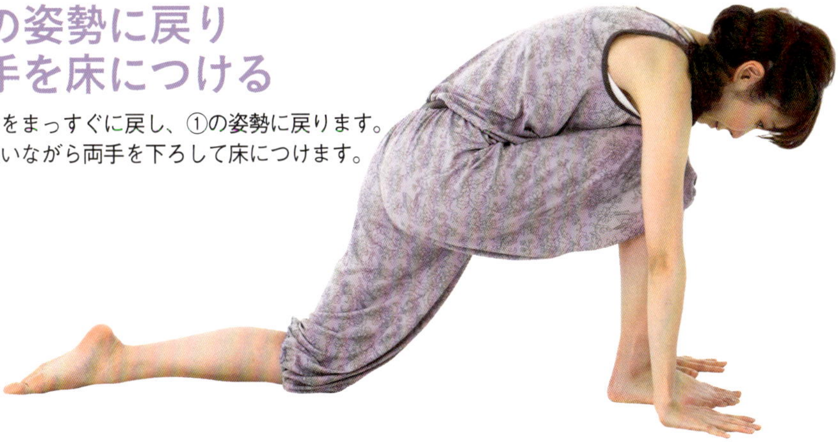

次ページへつづく

5 右足を後ろに引いて おしりを高く上げる

右足を引いて、両足を腰幅程度に開き、
息を吐きながらおしりを引き上げます。
このポーズを「ダウンドッグ」といいます。

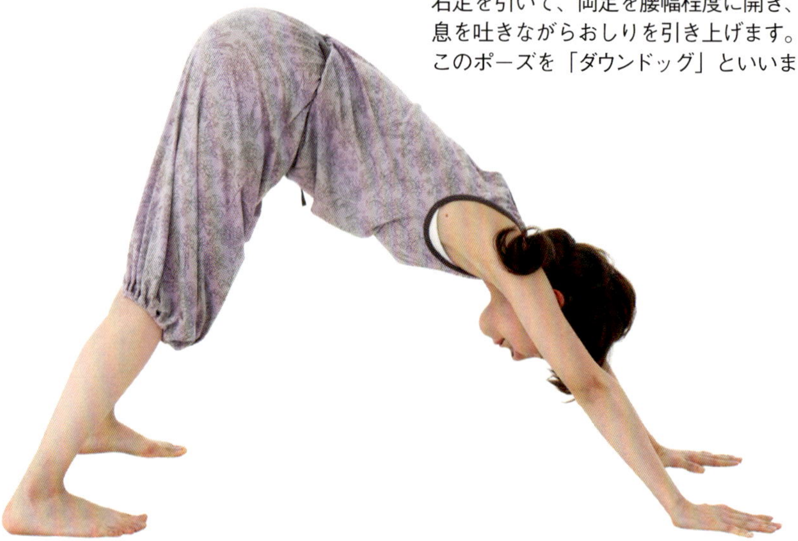

6 つま先を立てて おしりを下げ、胸を前に

つま先を立て、息を吸いながらゆっくりと
おしりを下げ、それと同時に胸を前に出します。

POINT

かかとを上げてアキレス腱を伸ばす

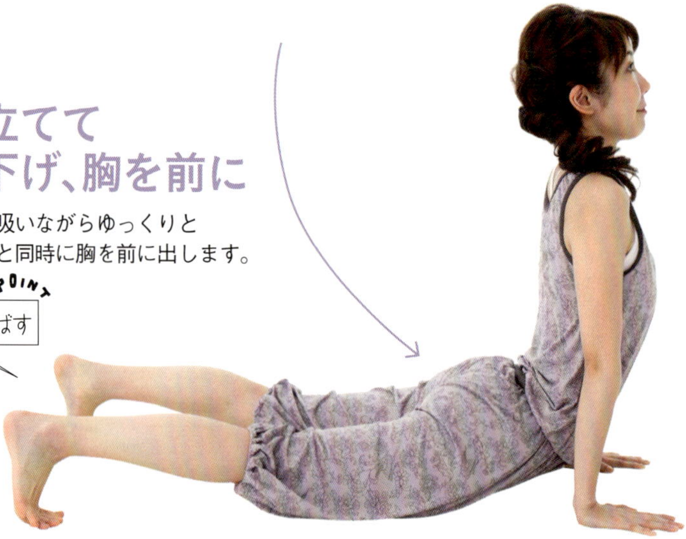

7 背中をそらし、顔は真上を向く

気持ちのよいところまで背中をそらします。
このとき、太ももは床についていてもOKです。

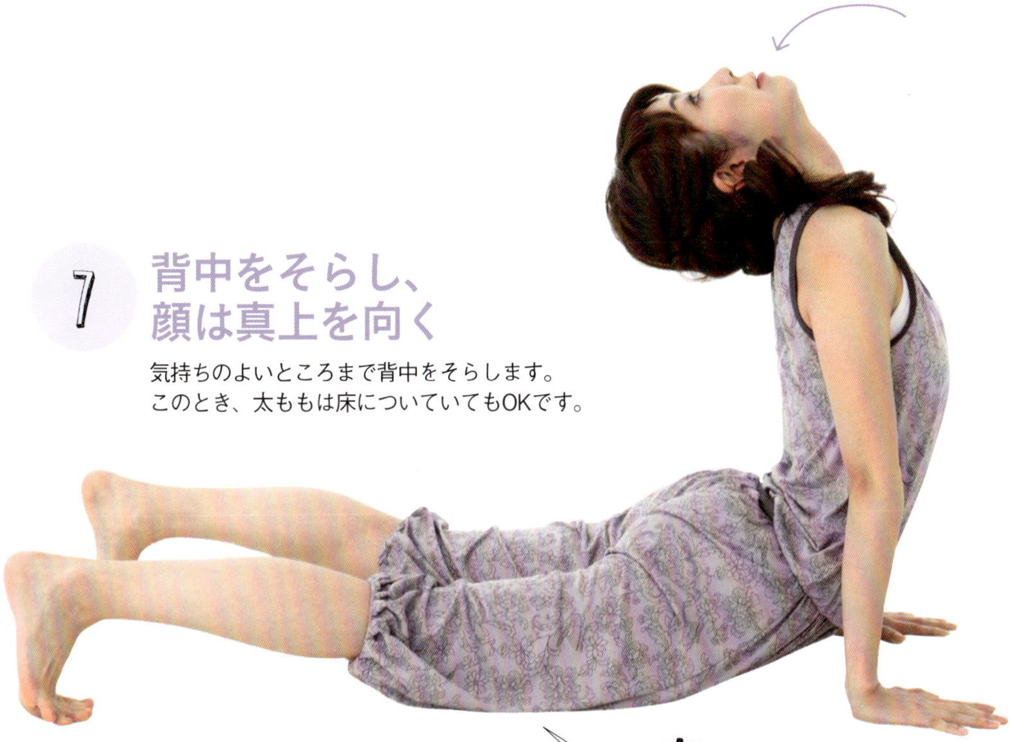

POINT
太ももは床についてOK

8 正座から体を前に倒し手を伸ばして脱力

背中が気持ちよく伸びたら正座になり、息を吐きながら上半身を前に倒します。
手のひらを床につけ前方にひじを伸ばし、ストンと力を抜きます。
①に戻り、左右反対側の足も同様に行います。

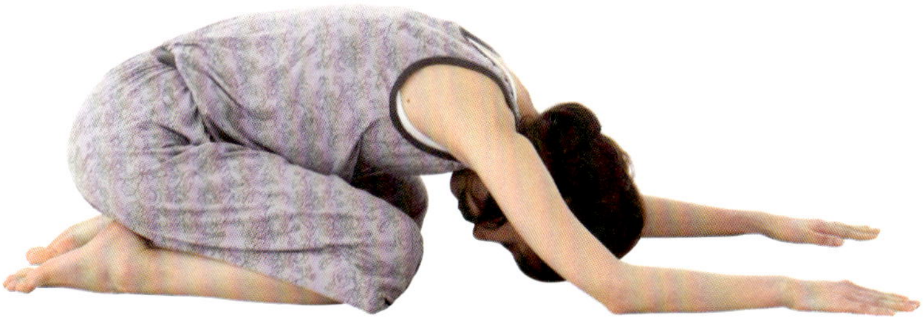

回数の目安 各1回

血行促進、生理中の不調緩和に

月経期（生理初日〜終了）に行う ネコのポーズ

背中を丸めるネコのポーズには、おなかへのマッサージ効果があります。
生理中のさまざまな不調が改善されるのが実感できます。

1 手を肩幅に開き足は腰幅に開く

両肩の真下に手のひらをおき、ひざは直角に曲げ、両足は腰幅に開きます。息を吐いて、体全体をリラックスさせます。

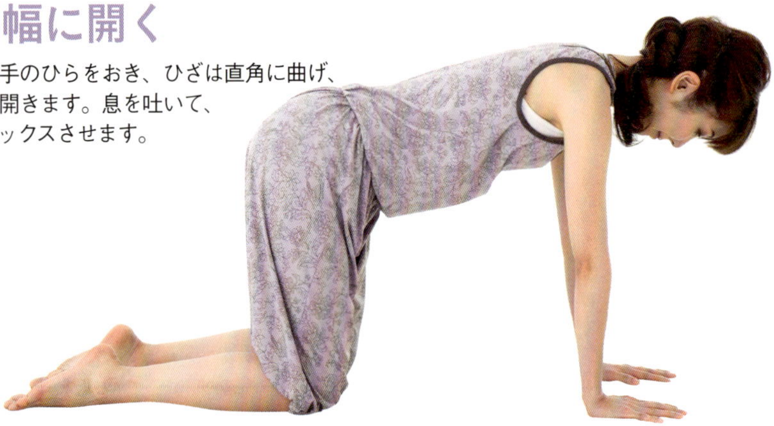

2 尾骨を上に突き上げ、背中をそらせる

息を吸いながら、尾骨を突き上げ、背骨をそらせます。

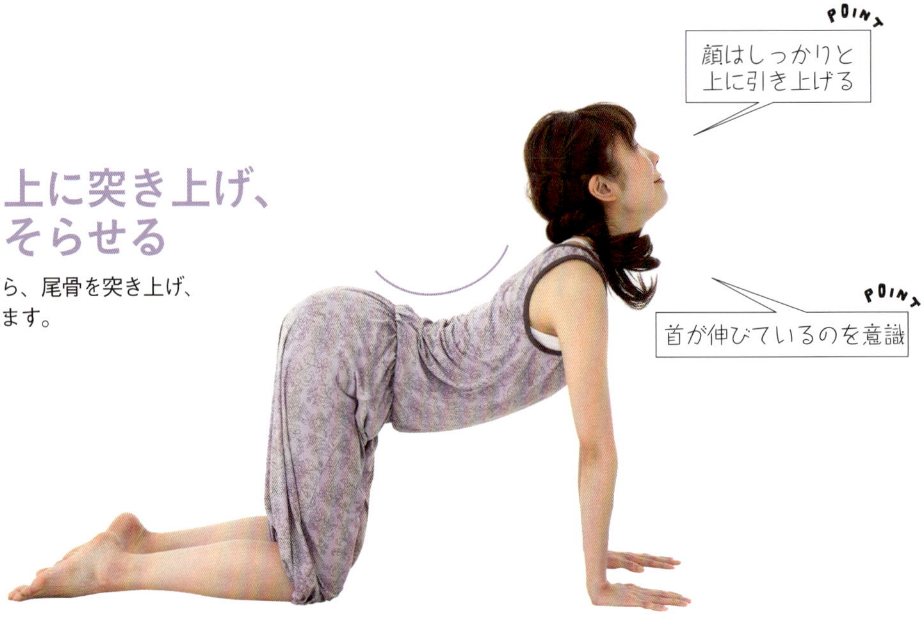
POINT
顔はしっかりと上に引き上げる
POINT
首が伸びているのを意識

3 おへそに力を入れながら背中を丸める

息を吐きながら、両腕の間に
頭を入れるような気持ちで、おへそに力を入れ、
背中を丸めます。腹圧をかけて息を吐ききって。

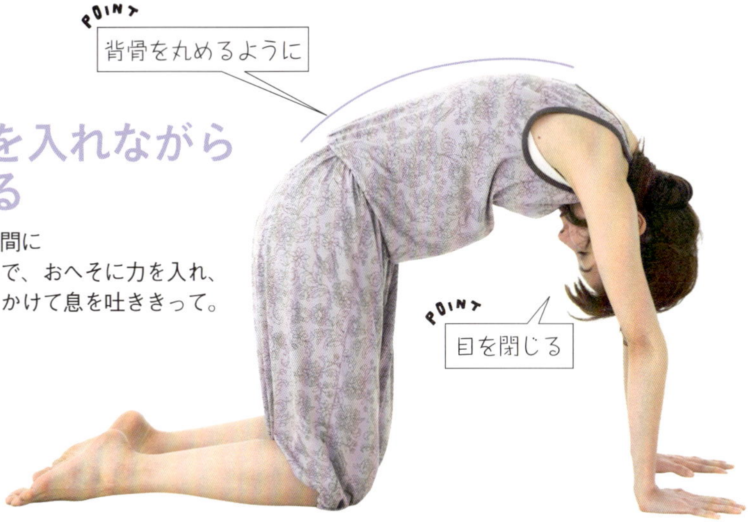
POINT
背骨を丸めるように
POINT
目を閉じる

4 頭を下げて手にひたいをのせる

息を吸いながら両手を軽く重ね合わせ、
おしりを上げたまま頭を下げてひたいをつけ、
静かに息を吐ききります。

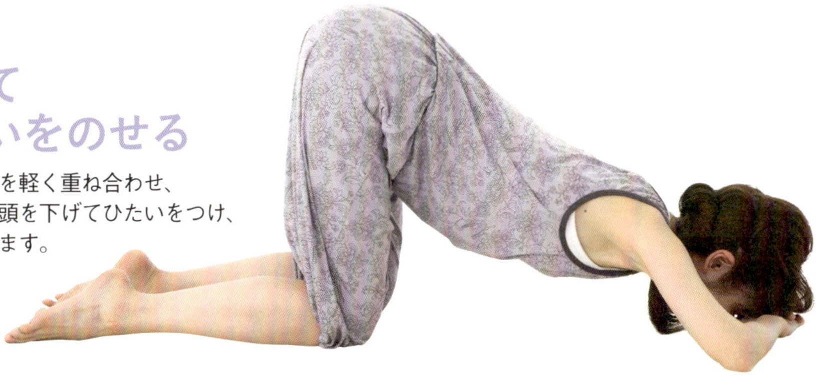

5 あごを手にのせて胸を床につける

息を吸いながら、
組んだ手の上にあごをのせ、
ひじを開いて胸を床につけます。

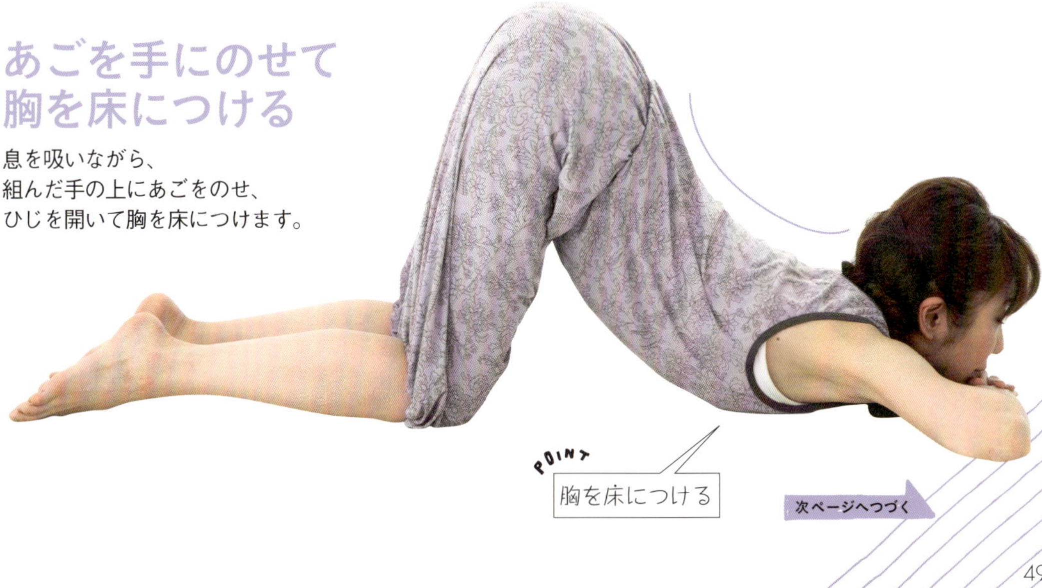
POINT
胸を床につける

次ページへつづく

6 息を吐きながら、再び手にひたいをのせる

息を吐きながら、
組んだ手の上に再びひたいをのせます。

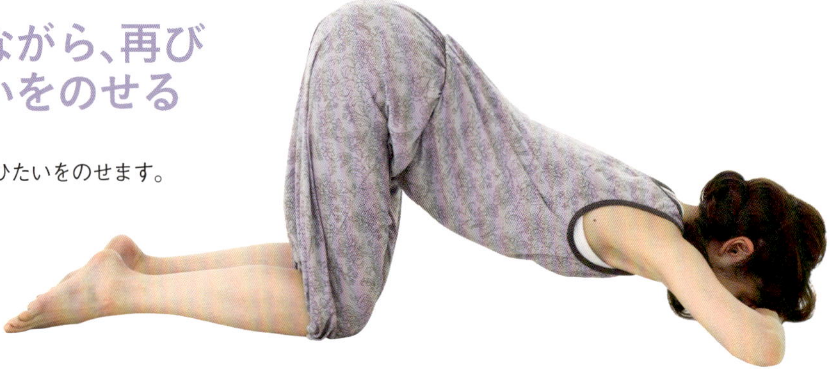

7 おしりを下ろし、両手をゆっくりと前へ伸ばす

息を吸って、吐きながらおしりを下ろし、
両手をできるだけ前方に伸ばします。

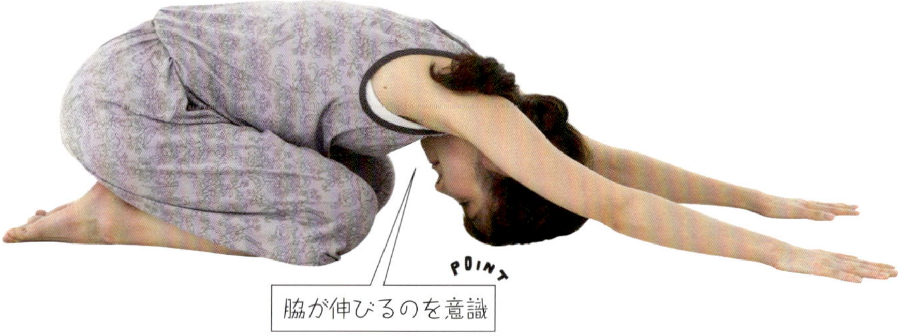

8 ひじを伸ばしきったらひじの力を抜く

ひじが気持ちよく伸びたら、
ストンとひじの力を抜きます。

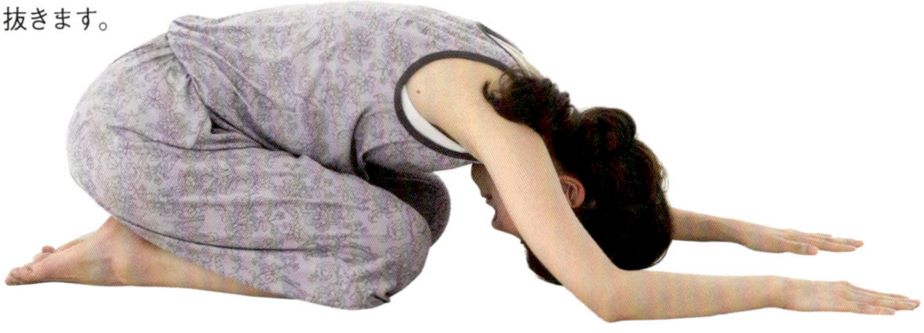

POINT
目をしっかり見開いて

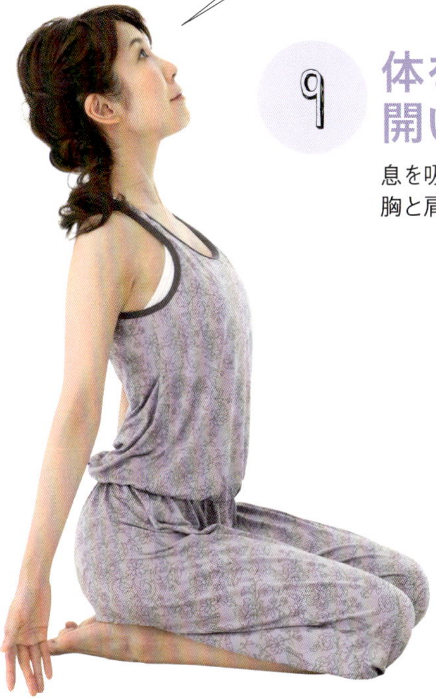

9 体を起こして胸と肩を開いて大きく息を吸う

息を吸いながらゆっくりと体を起こし、
胸と肩を開いて深く息を吸います。

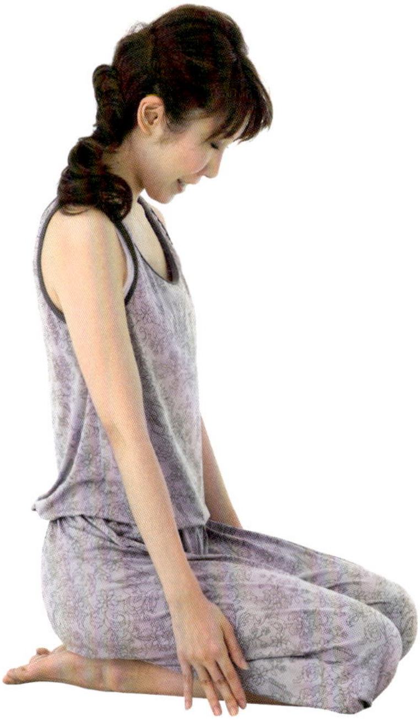

10 ストンと力を抜いてリラックス

全身をゆるめるように、
息を吐いてリラックスしましょう。

息を吐くときは、おへそに力を入れ、腹圧をかけながら。それだけでもインナーマッスルの引き締め効果があります。

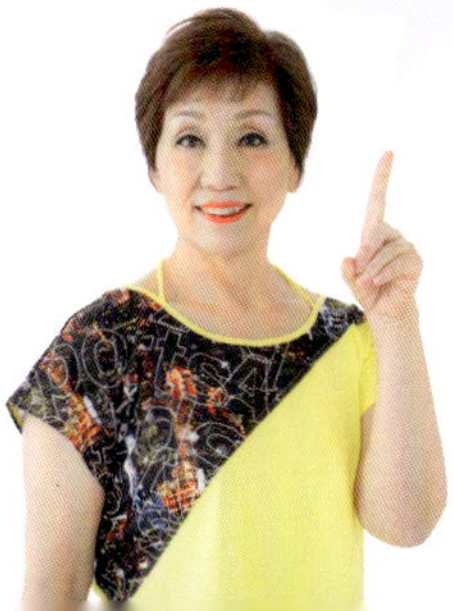

回数の目安3回

開いた骨盤を引き締めて

卵胞期（生理終了〜約2週間）に行う
開脚のポーズ

卵巣内で排卵に向けて原始卵胞が発育を始める時期です。
月経期に開いた骨盤を引き締め、卵巣の働きを活性化させましょう。

1 両足を左右に開いて つま先は上に向ける

長座から両足を左右に大きく開き、
つま先を上に向けます。

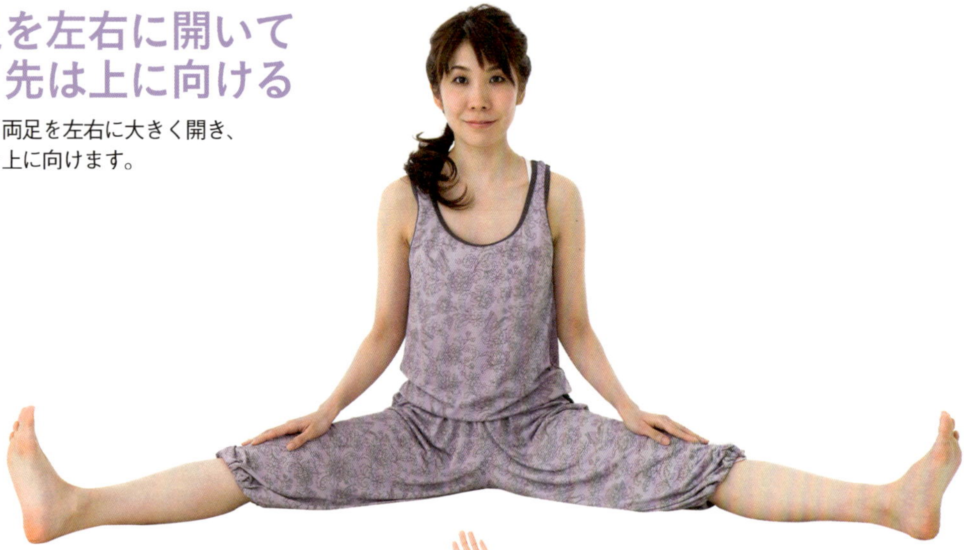

2 右手は左の太ももに、左手は真上に上げる

右手を左脚の太ももにおき、
息を吸いながら左手をまっすぐ
上に引き上げます。

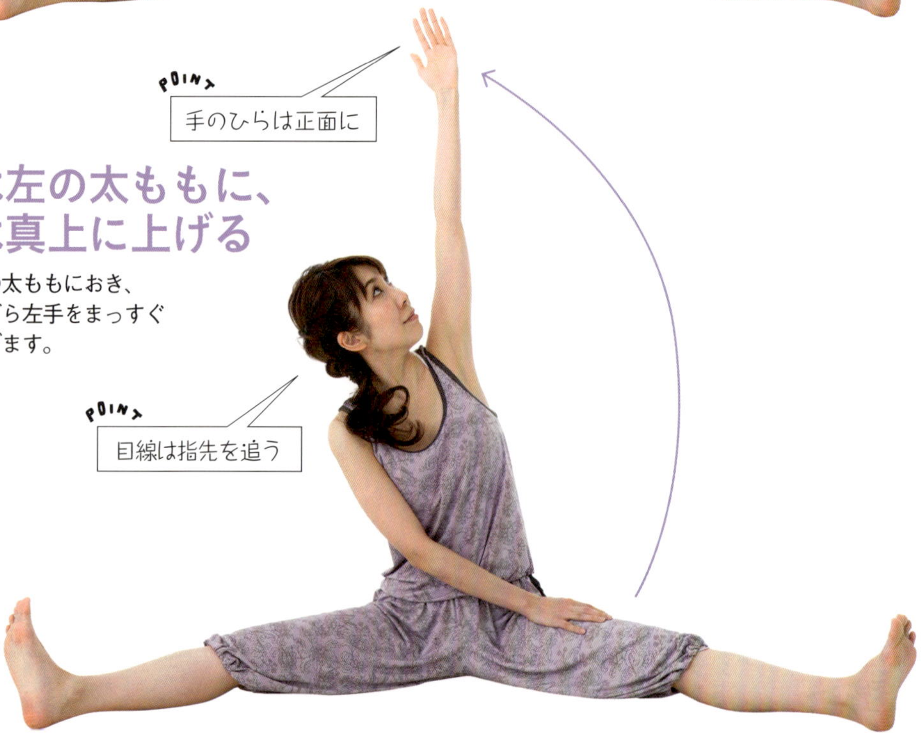
POINT
手のひらは正面に
POINT
目線は指先を追う

3 左手と上半身をゆっくり右に倒す

息を吐きながら、左脇が伸びるように、
左手と上半身を
右横に倒します。

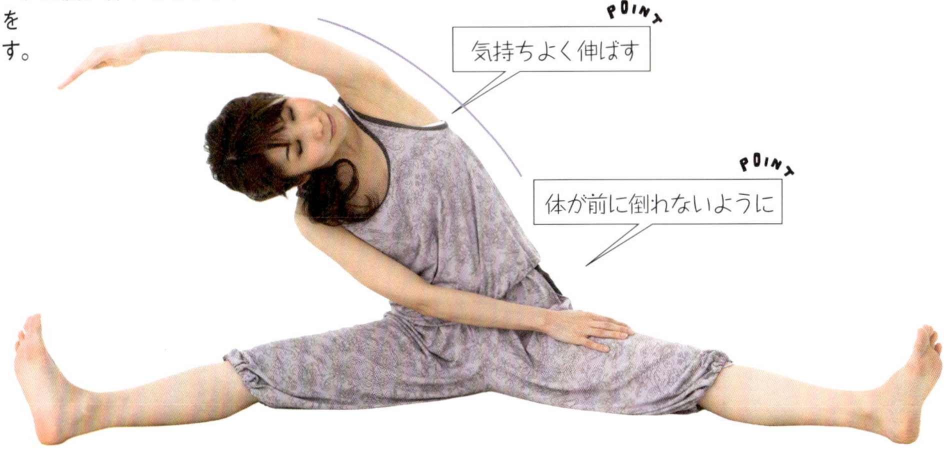
POINT
気持ちよく伸ばす
POINT
体が前に倒れないように

4 体をまっすぐに戻し、両手をひざの上におく

息を吸いながら②の姿勢に戻り、
吐きながら①の姿勢に戻ります。
左右反対も同様に行います。

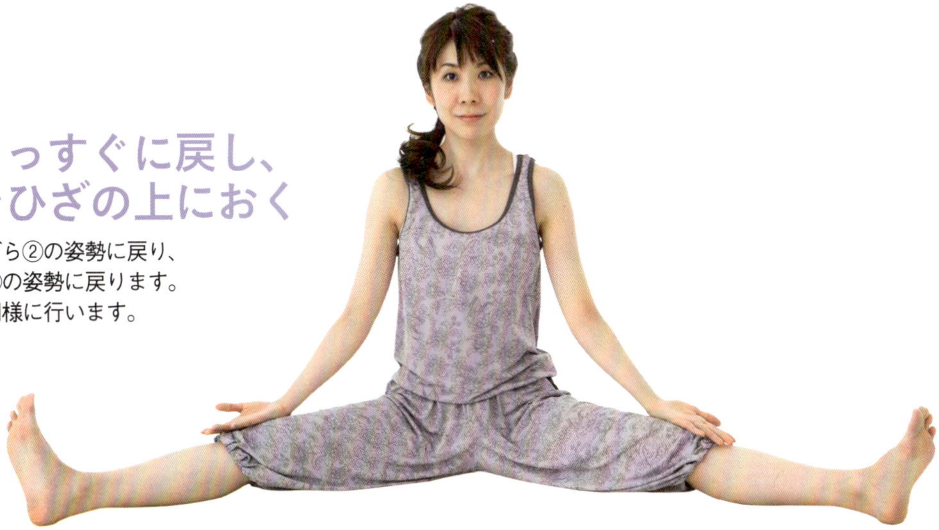

5 両手を前につき上半身を前に倒す

息を吐きながら上半身を前に倒し、
両ひじを床につけ、力を抜きます。

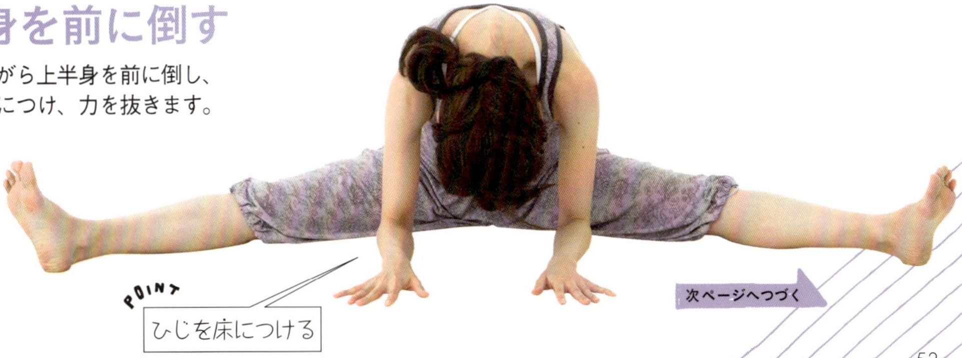
POINT
ひじを床につける

次ページへつづく

6 足の裏を合わせて かかとを引き寄せる

息を吸いながら上半身を起こし、足の裏を合わせ、かかとを体のほうに引き寄せます。

POINT

「合蹠《がっせき》」という座法になる

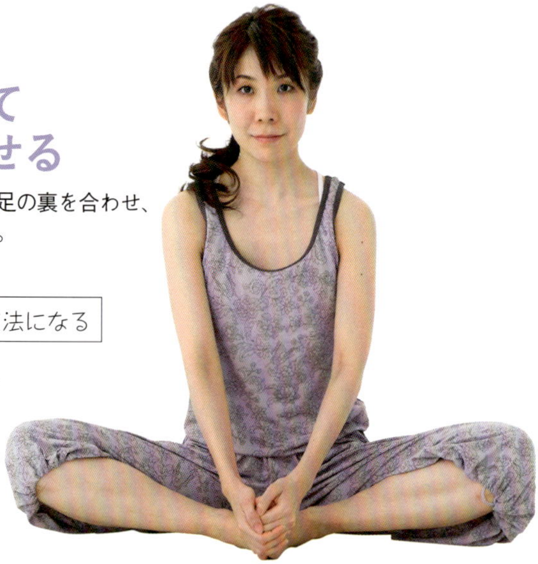

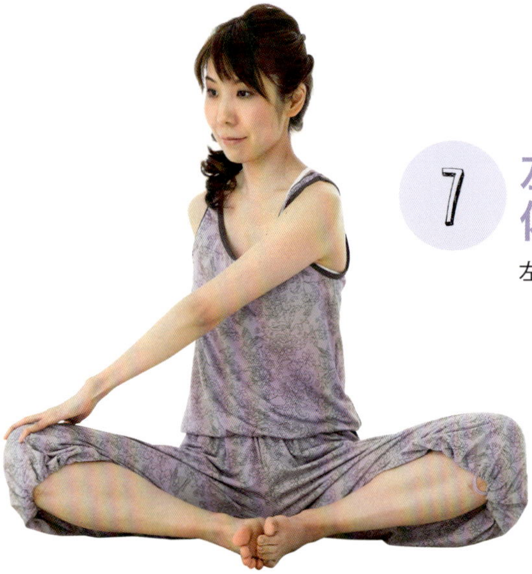

7 左手を右ひざにおき、体をねじる準備をする

左手を右ひざにおき、右手は体の後ろに回して床におきます。

体をねじるときは、下腹部→背中全体→肩へと意識を上のほうにもっていきながら、行いましょう。

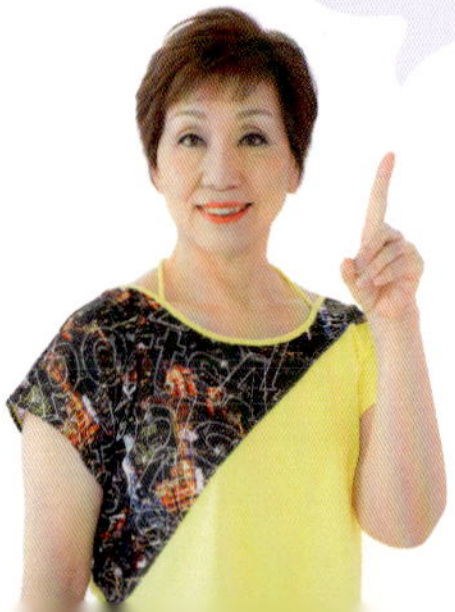

8 7の姿勢のまま上半身をねじる

姿勢をキープしたまま、上半身を右方向へねじります。

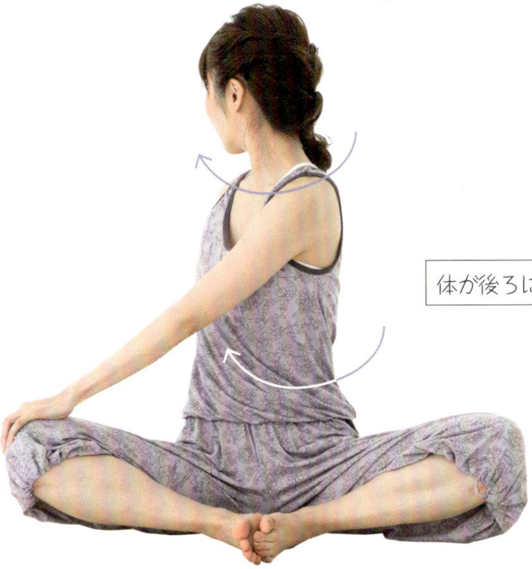

後ろから見ると…

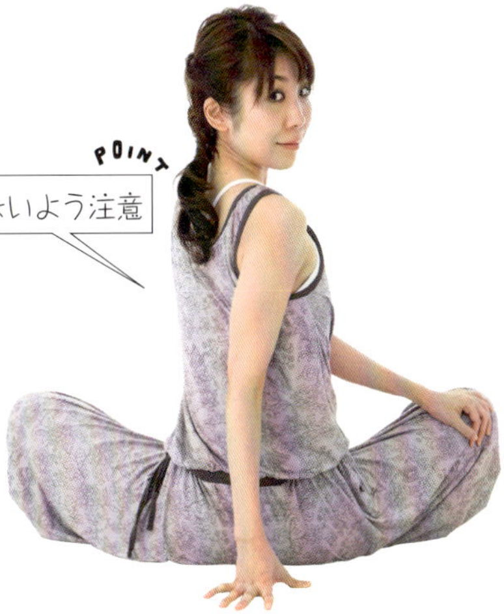

POINT
体が後ろにそらないよう注意

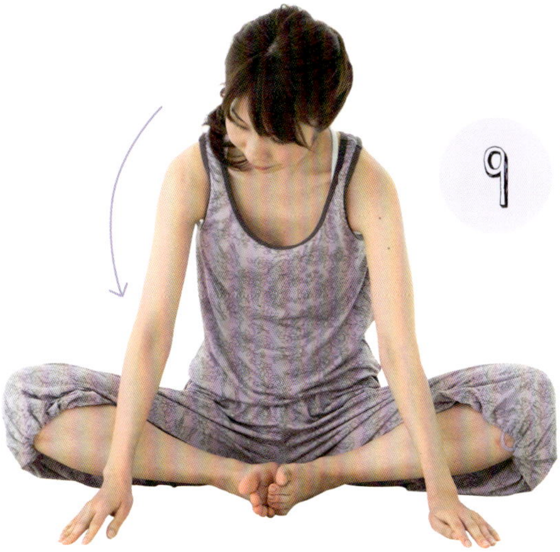

9 気持ちよく伸びたら力を抜いて正面を向く

上半身が気持ちよく伸びたら、ストンと力を抜きます。
左右反対側も同様に行います。長座に戻り、①〜⑨までを
3回くり返します。

回数の目安3回

骨盤のゆがみを正すことが大切

排卵期に行う 牛面のポーズ

骨盤は閉じている時期。股関節をやわらかくし、
骨盤のゆがみを正し、正常な位置にするためのポーズです。

1 両ひざが上下に重なるように座る

長座から、右ひざが左ひざの上に重なるように足を組みます。
これを「牛《ぎゅう》面《めん》」のポーズといいます。
ゆっくりと数回呼吸をします。

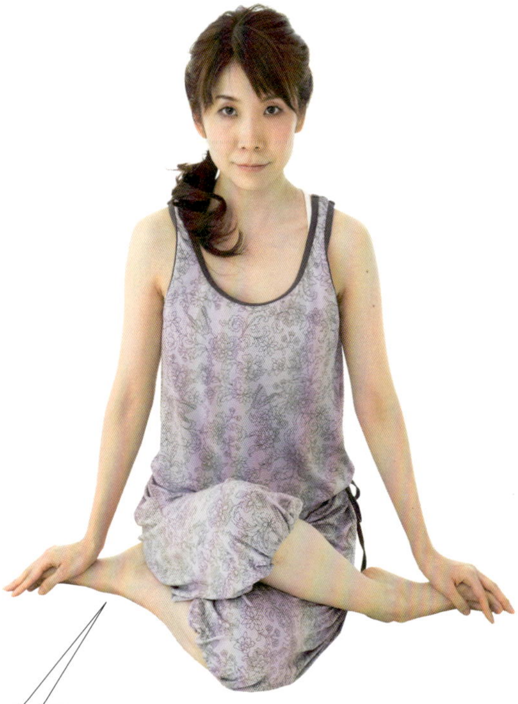

POINT
足首をしっかり自分の体のほうに引く

横から見ると…

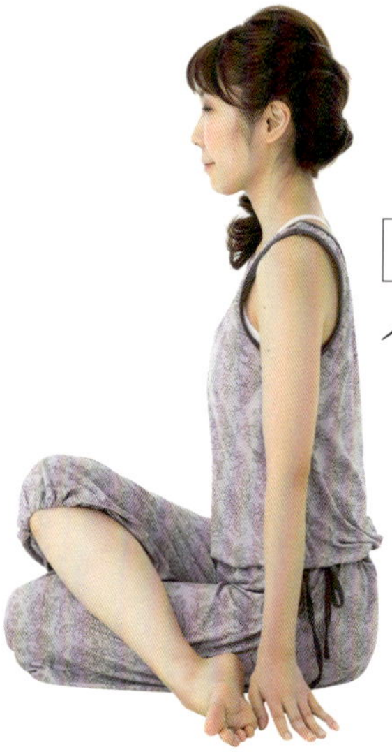

POINT
背筋はまっすぐ

2 両手を前につき上半身を前に倒す

息を吐きながら上半身を前に倒し、手のひらを床につけながら前方に滑らせます。気持ちよく伸びた位置で、３呼吸します。

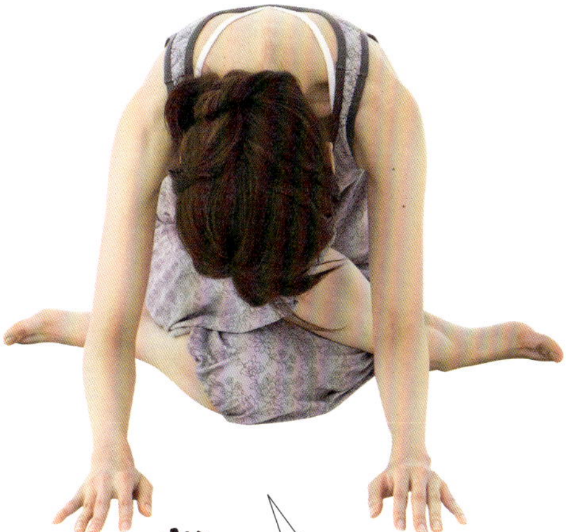

POINT 両手は肩幅程度に開く

横から見ると…

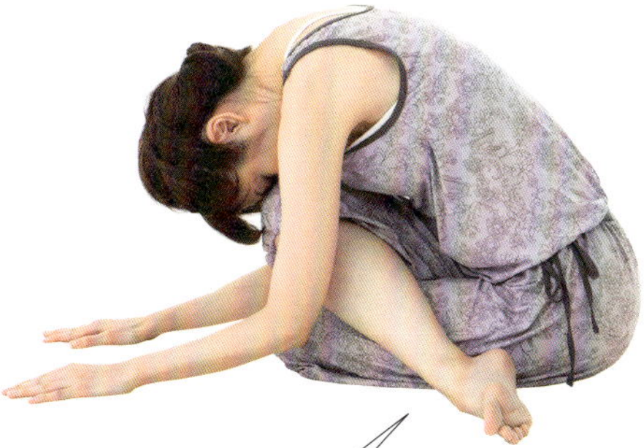

POINT 股関節から深く上半身を倒す

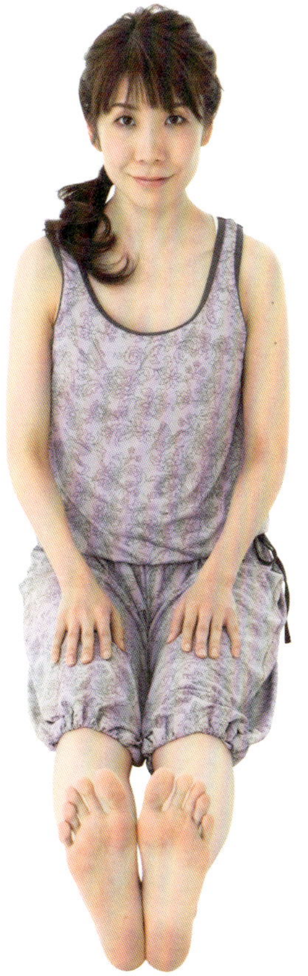

3 上半身を起こし、脚を長座に戻す

息を吸いながら上半身を起こし、
左右反対側も同様に行います。
最後は静かに息を吐きながら長座に戻ります。

回数の目安 1回

体を丸くして子宮を温めて

黄体期に行う
胎児のポーズ

排卵し、受精卵が着床しやすくなるための準備を始める時期。
心をおだやかに保ち、子宮を温めるポーズを行います。

1 あおむけになり両ひざを立てる

あおむけになり、両ひざを立てて、
かかとをおしりに引き寄せます。両手は体の横におきます。

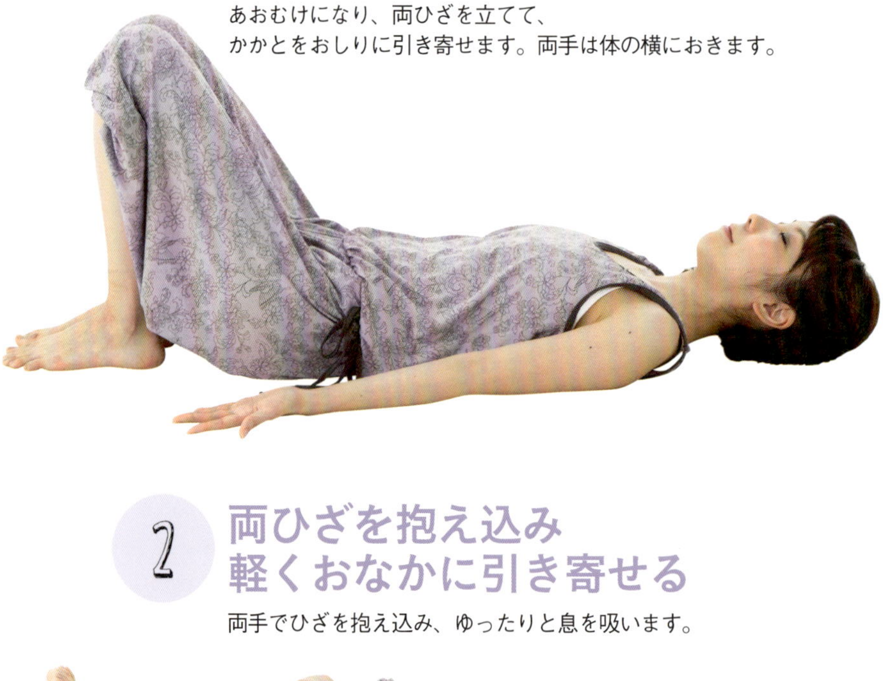

2 両ひざを抱え込み軽くおなかに引き寄せる

両手でひざを抱え込み、ゆったりと息を吸います。

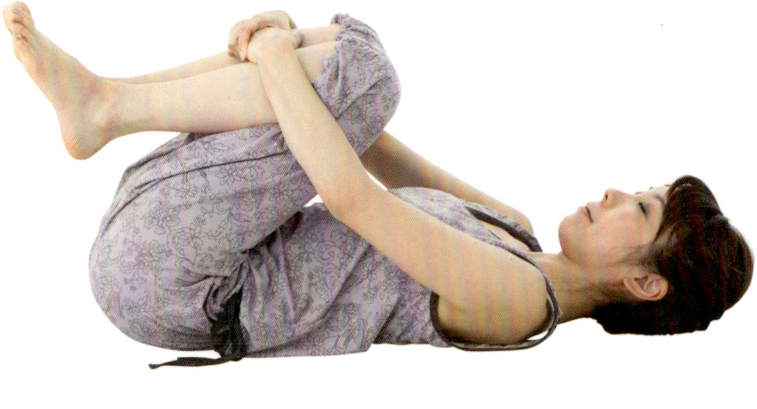

3 顔とひざを近づけ体を丸める

息を吐きながら顔とひざを近づけ
体を丸めるようにしながら、息を吐ききります。

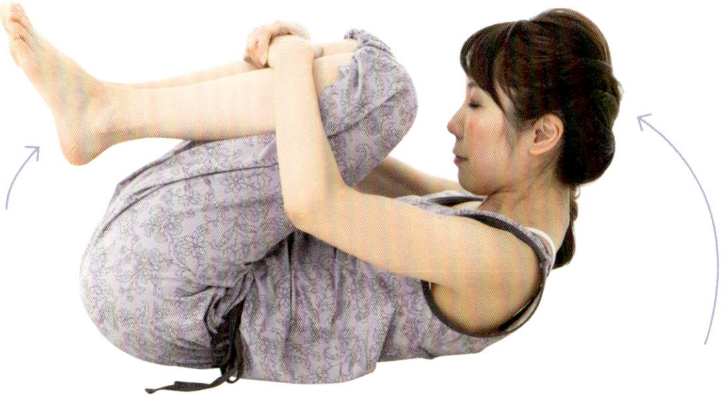

POINT
仙骨を床につけて

4 息を吐ききったらゆったりと体をゆるめる

次に、息を吸いながら②の姿勢に戻ります。
②〜④をくり返します。

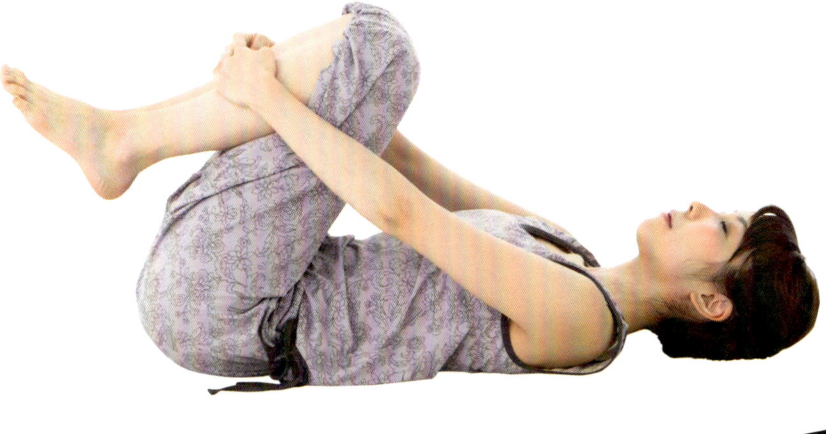

回数の目安 7回

COLUMN

木下由梨の心のエクササイズ

―― Thema 3 ――

明日の自分へのプレゼント

一日の終わりに眠りにつこうとするあなた。
そのとき、どんなことを考えますか。

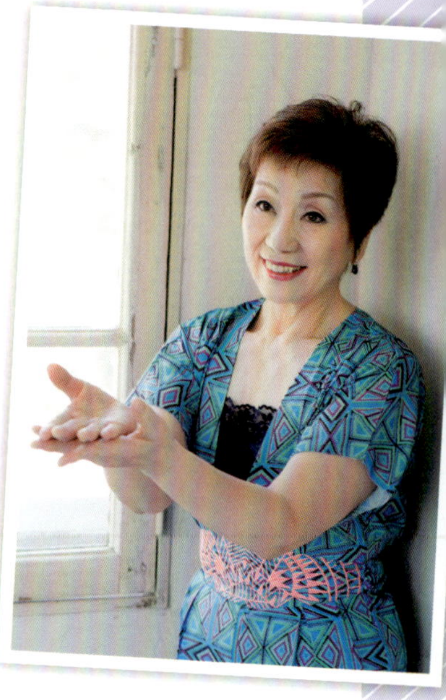

人間関係のわずらわしさ、はかどらない家事、思うように進まない仕事などなど
他者から与えられたいやな思いや、自分を省みての不快感が心の中に広がって、
しばらくもんもんと過ごした経験をお持ちではないでしょうか？
これがダメなのです。

脳のシステムは、過去の経験を思い出すだけで、リアルな経験のように働き、
再び上書き保存されます。
つまり、いやな出来事やつらいことを思い返すだけで、実際に経験したときより
不快指数が高くなるといえます。

逆にいえば、心明るく生きたいなら、感動や感謝、喜びや楽しみの感情を、
何度もくり返し思い起こし上書き保存することが大切です。
入眠前の10分間は心のゴールデンタイムです。
うれしかったこと、楽しかったこと、感謝したことを思い返しましょう。

毎日、そんなにいいことなんてない？　いえいえ。
よーく振り返ってみると、喜びや感謝すべきことは少なからずあるものです。
毎日くり返されることで当たり前の感覚になっていると、
知らず知らず心をスルーして何の思いも持たずに過ごしてしまいますよ。

かくいう私も例外ではなく、ゴミ出しをしてくれている夫に「ありがとう」ではなく、
出し忘れを嘆いたり、時間に間に合わず出しそびれたときに責めるような口調でなじったり……。
気づいたときには、ときすでに遅し……。自己嫌悪に陥ります。
慣れないうちはありがたかったことも、それが習慣になると、ついありがたみが
薄れてしまい、修行が足りないと反省することの多い私です。

あくる日の目覚めが、その記憶の感情のままにゴキゲンなスタートに
なること間違いなし！なんですから、
感動や感謝は、探してでもしないと損ですね。

Part 4

夫婦で行えば効果は倍増！ さらに仲よしに♡

夫婦で楽しむ
ペアヨガ

ウミヨガを夫婦で行うメリットはいっぱい。
日々の生活で緊張した心と体をときほぐすだけでなく、
股関節や骨盤機能を向上させ、妊娠へと導きます。

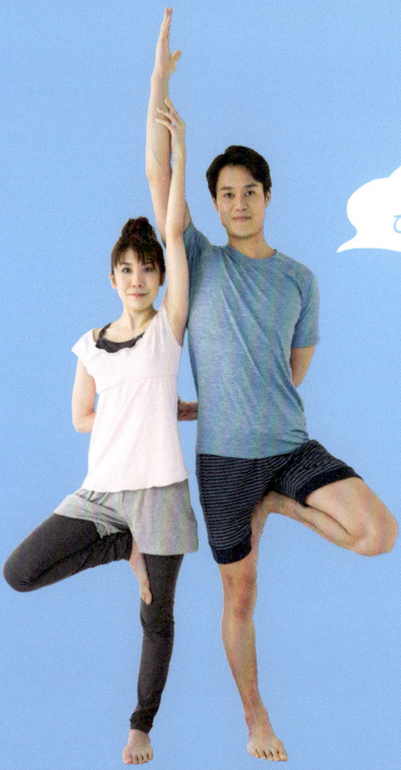

2人の息
ぴったり！

絆を深めて妊娠力をアップ

ひとりで行ってもさまざまな効果が得られるウミヨガ。
妊娠を目指すなら、パートナーと一緒にトライしてください。
ペアヨガには、うれしいメリットがたくさんあるのです。

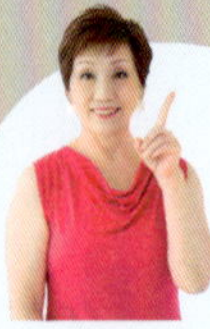

夫婦でウミヨガに取り組むメリット5

メリット1 夫婦ともに骨盤が矯正され、全身のパフォーマンスが向上

骨盤は女性だけでなく、男性にとっても大切な部位です。ウミヨガをすると血行が促進され、全身のパフォーマンスも向上。肩こり、腰痛、メタボなど日常生活での不調も解消され、仕事などで疲れた体がリラックス、リフレッシュするのを感じるでしょう。SEXライフにおいても、心身ともに変化を実感できるはずです。

メリット2 股関節の可動域が広がり、柔軟性のある体に変わる！

女性にくらべて、体がかたい男性が多いと思いますが、ウミヨガで骨盤を矯正するうちに、体はやわらかくなります。ポイントは股関節です。股関節は骨盤の一部とみなしてもよいほど深くかかわっており、股関節の不具合は骨盤に影響します。ウミヨガで股関節の可動域を広めることは、骨盤のゆがみやゆるみの改善につながります。

骨盤を支えているのは筋肉と靭帯

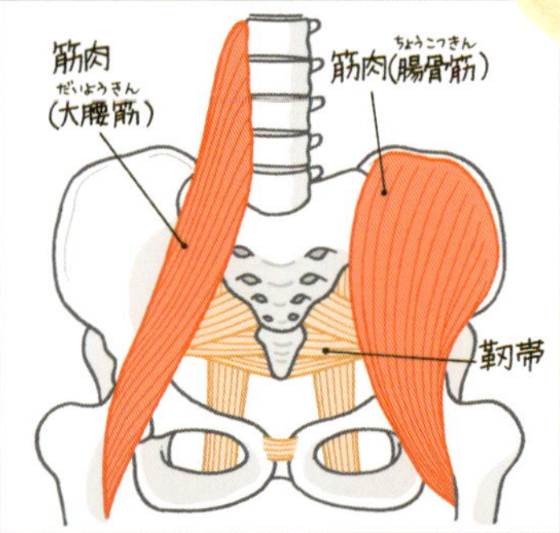

骨盤を形づくる４つの骨（詳しくはP.12）をつなぐのは、靭帯と筋肉の役目。この部分が衰えると、骨盤のゆがみやゆるみの原因に。

メリット3 スキンシップを通じてお互いの体の状態がわかる

ペアヨガの動きは、ひとりで行っても効果が得られるものですが、ふたりで行うことでその効果はより大きくなります。なぜなら、日々のストレスにより緊張状態になった体が、ふたりでふれあうことでどんどんほぐれていくからです。相手の体の状態をダイレクトに感じ、いたわる気持ちが生まれてくるでしょう。

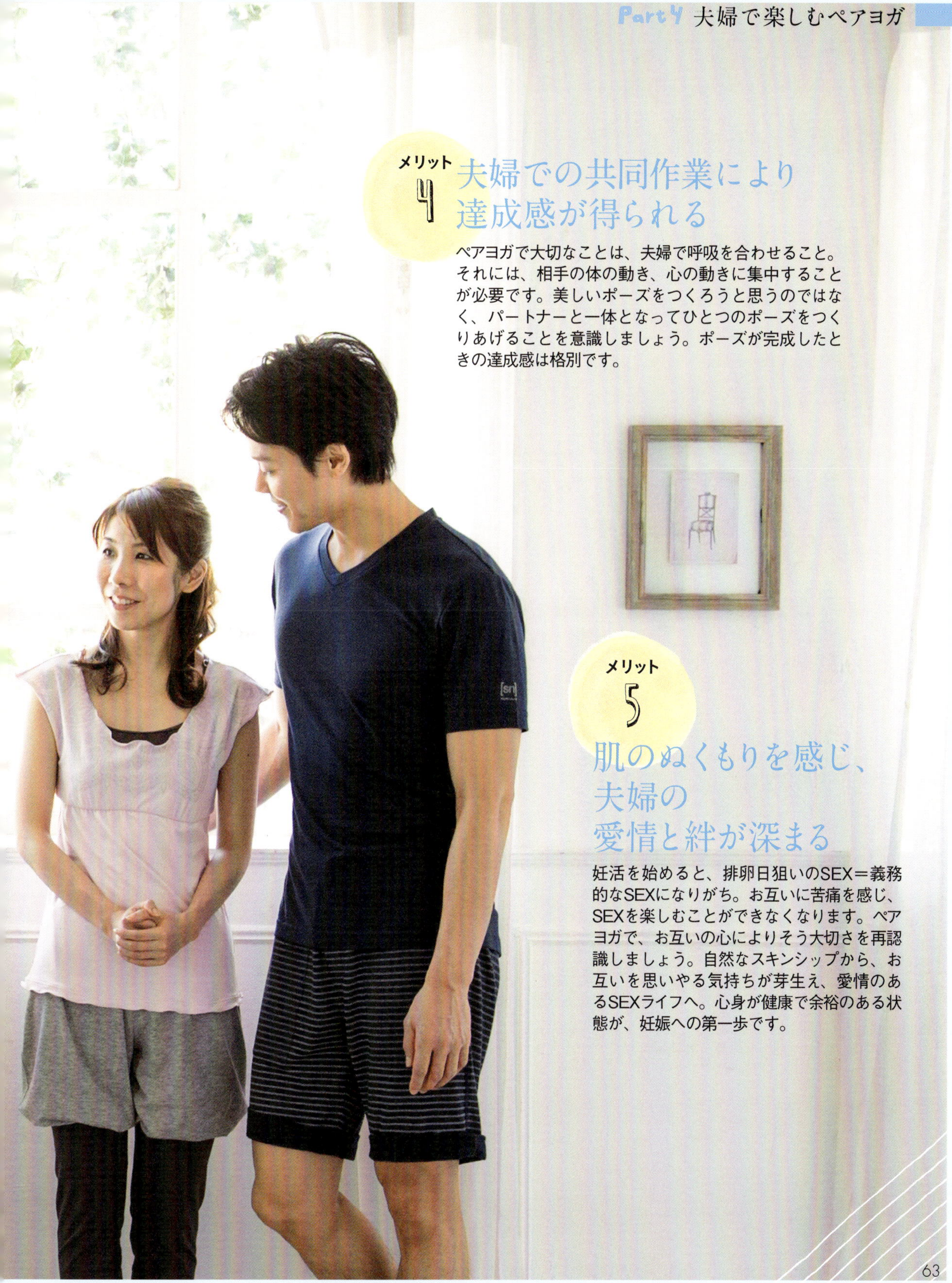

メリット4 夫婦での共同作業により達成感が得られる

ペアヨガで大切なことは、夫婦で呼吸を合わせること。それには、相手の体の動き、心の動きに集中することが必要です。美しいポーズをつくろうと思うのではなく、パートナーと一体となってひとつのポーズをつくりあげることを意識しましょう。ポーズが完成したときの達成感は格別です。

メリット5 肌のぬくもりを感じ、夫婦の愛情と絆が深まる

妊活を始めると、排卵日狙いのSEX＝義務的なSEXになりがち。お互いに苦痛を感じ、SEXを楽しむことができなくなります。ペアヨガで、お互いの心によりそう大切さを再認識しましょう。自然なスキンシップから、お互いを思いやる気持ちが芽生え、愛情のあるSEXライフへ。心身が健康で余裕のある状態が、妊娠への第一歩です。

まずは最初のスキンシップ

座位のポーズ
あいさつ〜信頼

はじめは少し照れくさいかもしれませんが、体をふれあい、静かに呼吸を合わせるうちに心地よくなり、愛情を確認できるでしょう。

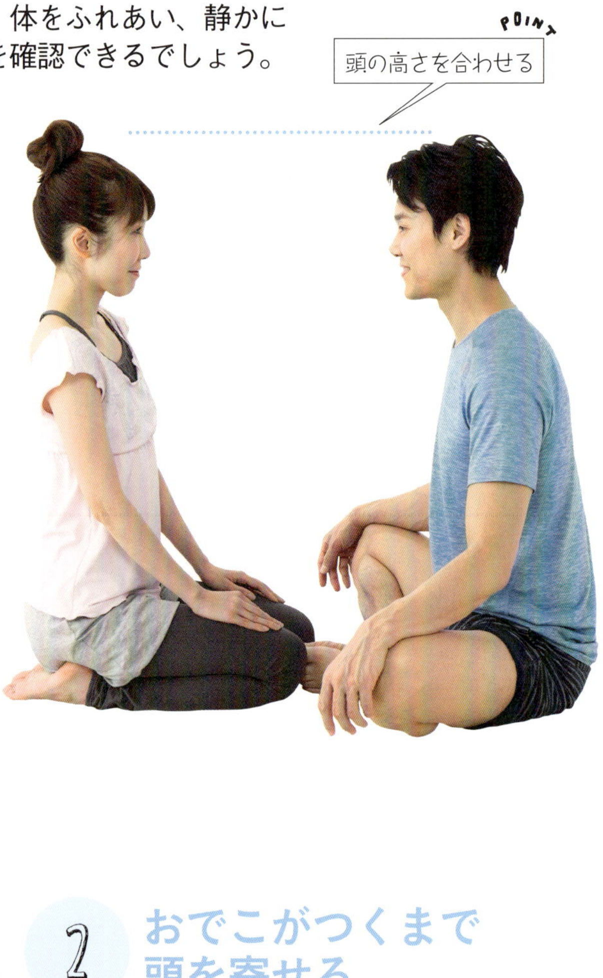

1 頭の高さを合わせて向き合って座る

頭の高さが合うように、
互いに向き合って座ります。
身長差がある場合は、女性は正座、
男性は合《がっ》蹠《せき》で頭の高さをそろえるなど
座り方を工夫しましょう。

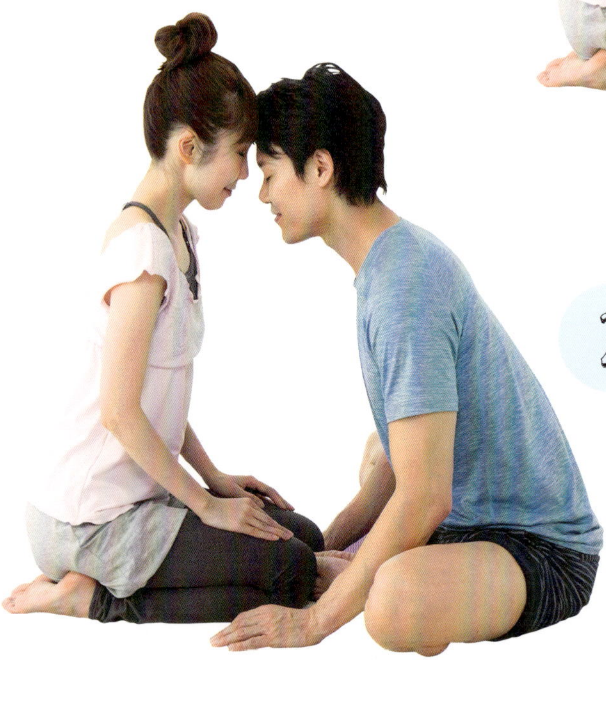

2 おでこがつくまで頭を寄せる

そのまま頭を寄せていき、
互いのおでこをつけます。

POINT
3～7呼吸行う

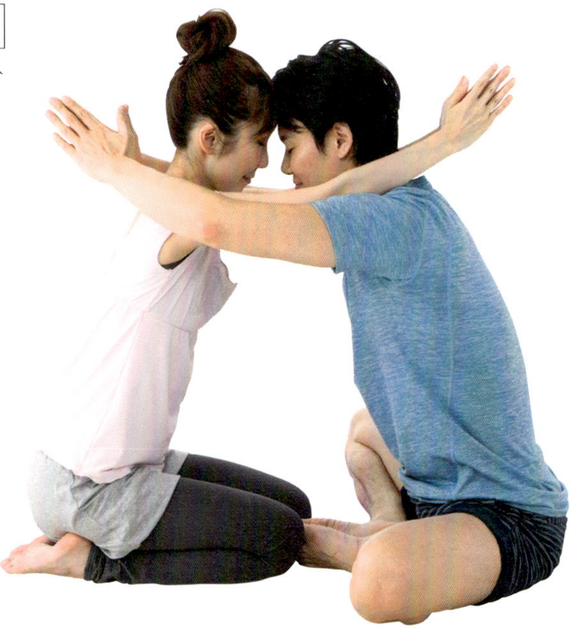

3 互いの頭の後ろで両手を合わせる

両手を相手の首の後ろで合わせ、
ゆったりと互いの呼吸を合わせましょう。
これが「あいさつ」のポーズです。

POINT
3～7呼吸行う

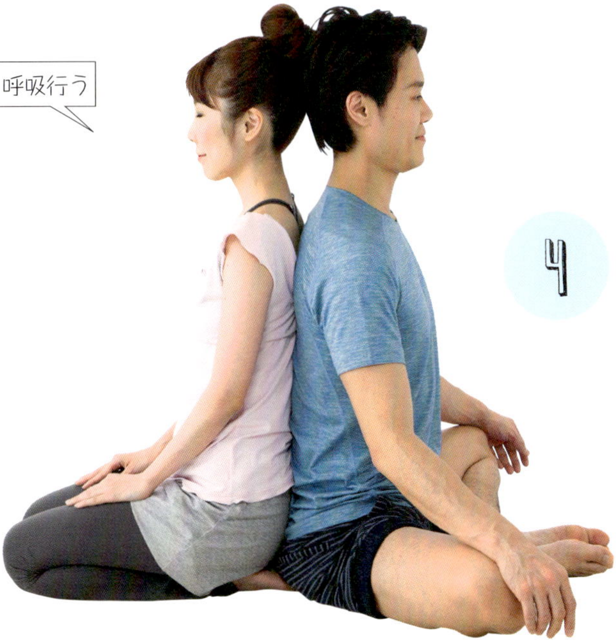

4 背中合わせに座り、互いの呼吸を合わせる

次に背中合わせに座ります。相手に体をゆだねて、
互いの体の温かさを感じながら、
ゆったりと3～7呼吸します。
これが「信頼」のポーズです。

回数の目安 1回

相手に身をゆだねて心地よく

座位のポーズ 安心

相手の体の温かさを背中で感じてください。
さらに互いの頭を相手の肩に預けて、身をゆだねます。
心まで温かさが満ちてくるでしょう。

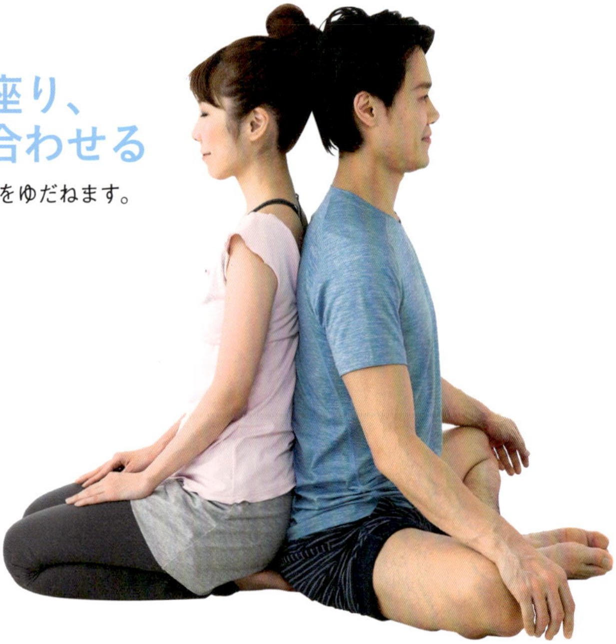

1 背中合わせに座り、互いの呼吸を合わせる

背中合わせに座り、相手に体をゆだねます。
静かに呼吸を合わせます。

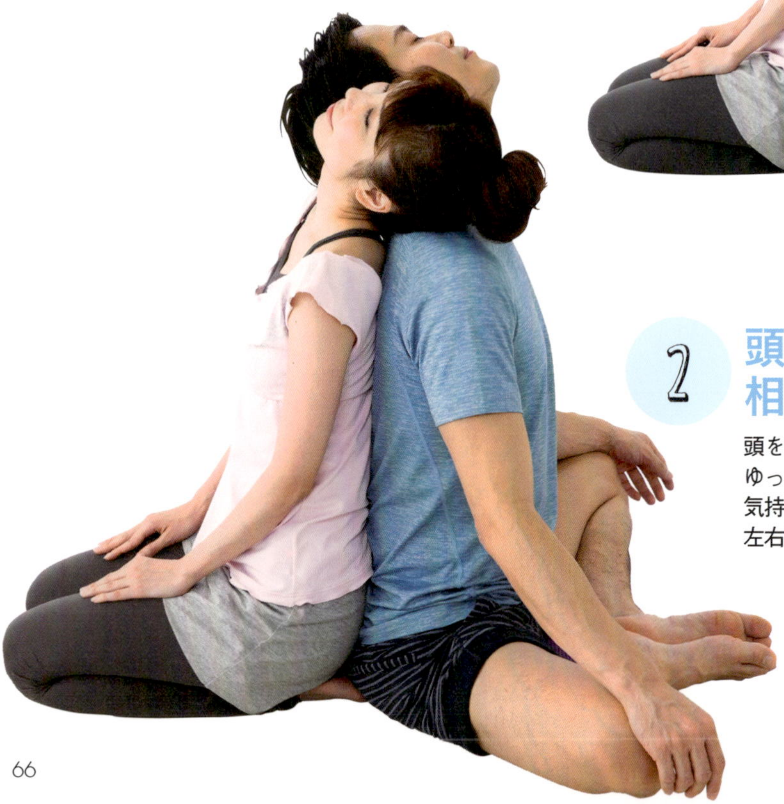

2 頭を左に倒し、相手の肩におく

頭を左に倒し、相手の肩に預け、
ゆったりと互いの呼吸を合わせましょう。
気持ちよく首が伸びるのを感じたら、
左右反対側も同様に行います。

回数の目安 各1回

心地よく腕を伸ばしてキープ

座位のポーズ
成長

互いの腕をからませて、両手を頭上に引き上げるポーズです。
お互いに気持ちよいと感じるところでキープしましょう。

1 背中合わせに座り両手を肩の高さに

両手を肩の高さまで上げ、
互いの手のひらをからませます。
手が届かない場合は、腕にからませてもOK。

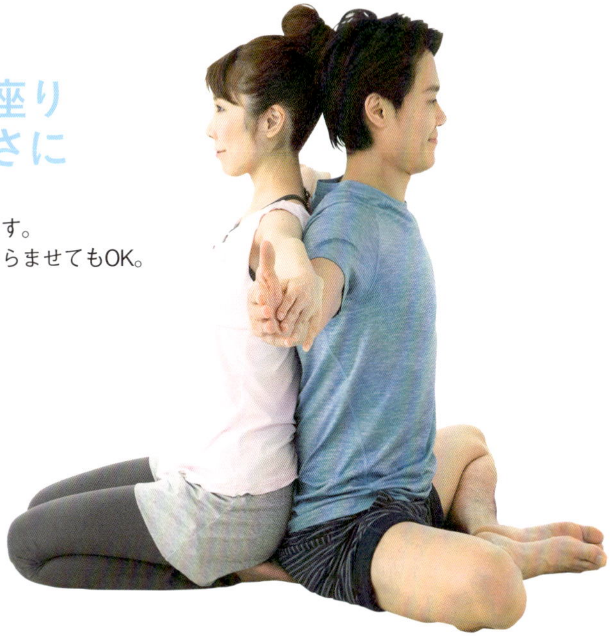

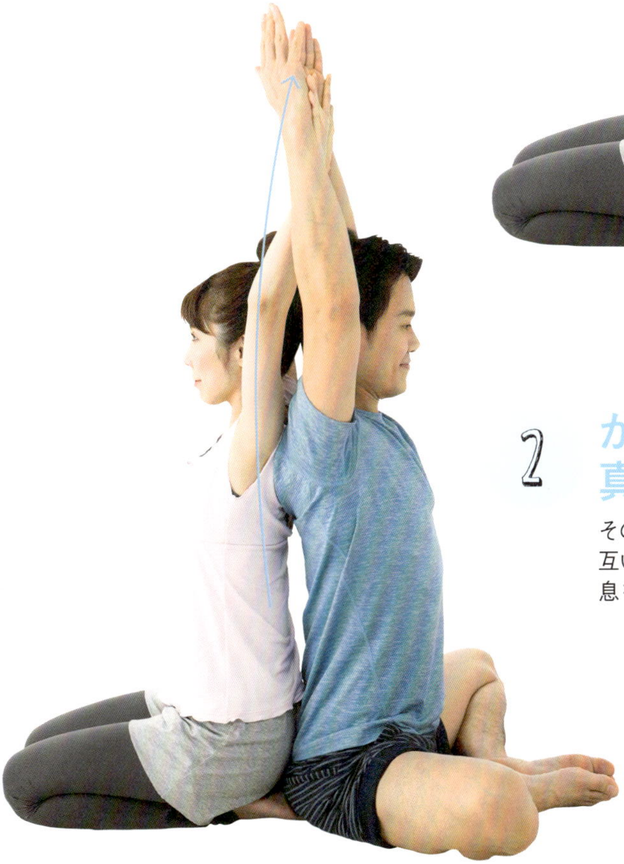

2 からませた手を真上に引き上げる

そのまま左右の両手を真上に引き上げ、
互いが気持ちのよいところでキープします。
息を吐きながら腕を下ろして、リラックスします。

回数の目安 1回

より相手との一体感が得られる

座位のポーズ
飛翔

伸ばした腕を真上に引き上げ、高く遠くへと意識を飛ばしましょう。
相手のぬくもりを感じながら行うことで、一体感が得られます。

1 背中合わせに座り、両手を肩の高さに

互いの背中を合わせて座ります。
両手を肩の高さまで上げ、
互いの手のひらをからませます。

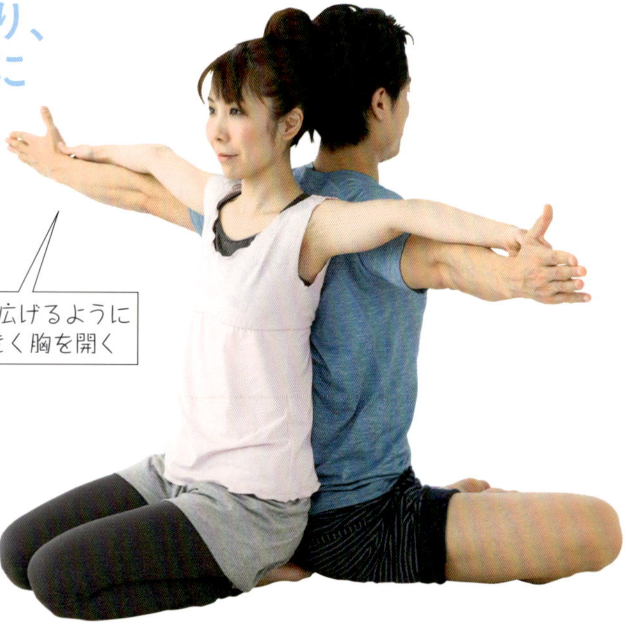

POINT
羽を広げるように
大きく胸を開く

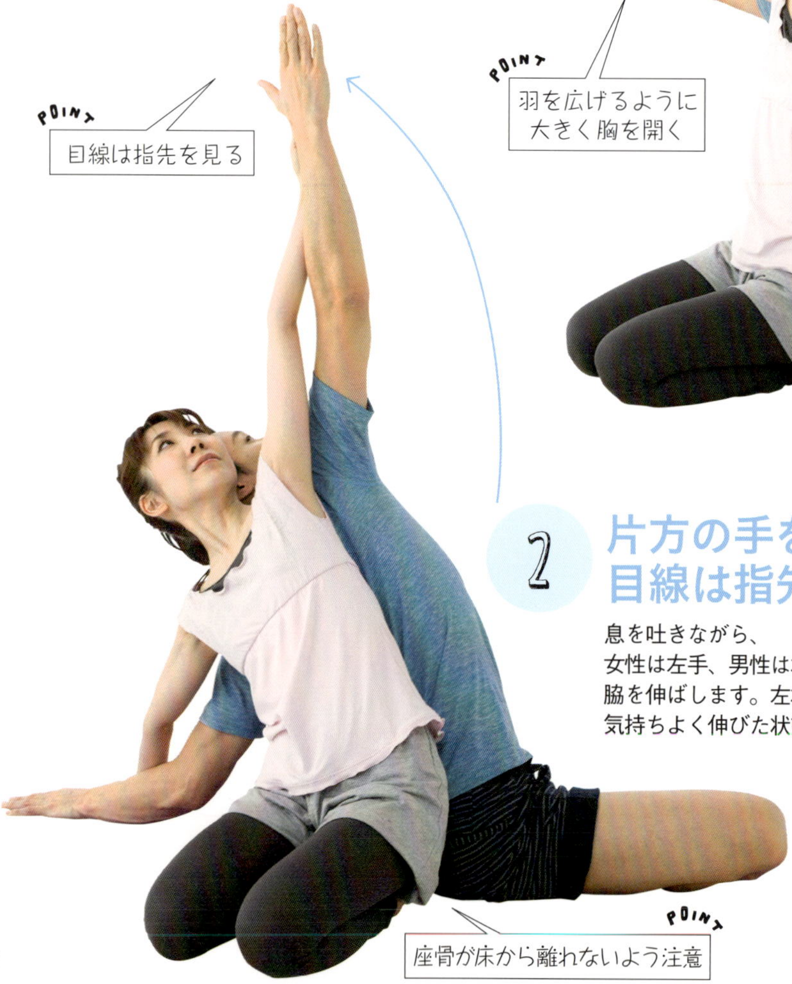

POINT
目線は指先を見る

2 片方の手を真上に上げ目線は指先を見る

息を吐きながら、
女性は左手、男性は右手を引き上げ、
脇を伸ばします。左右反対側の手は床におきます。
気持ちよく伸びた状態で３呼吸します。

POINT
座骨が床から離れないよう注意

3 上げた手を肩の高さまで下ろす

息を吸いながら、①の姿勢に戻ります。
左右反対側も同様に行います。

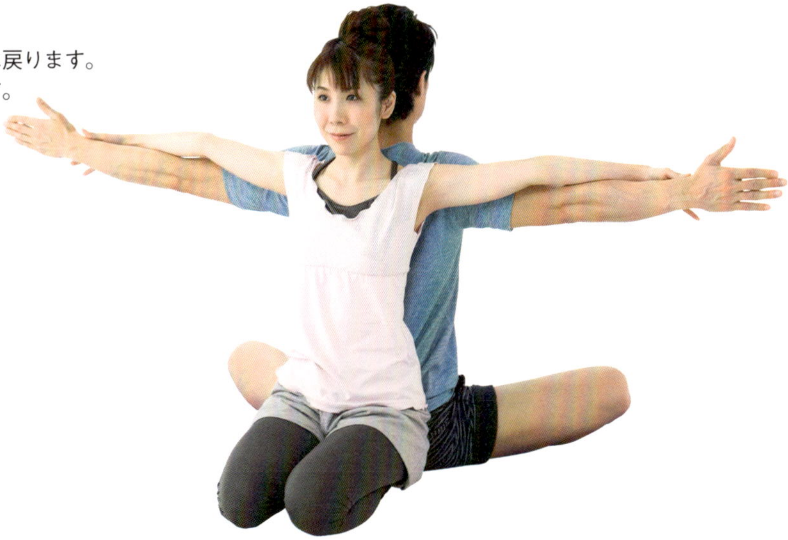

4 相手のおなかに手をのせてクールダウン

頭の位置が逆になるようにあおむけになり、
相手のおなかに片手をのせ、目を閉じます。

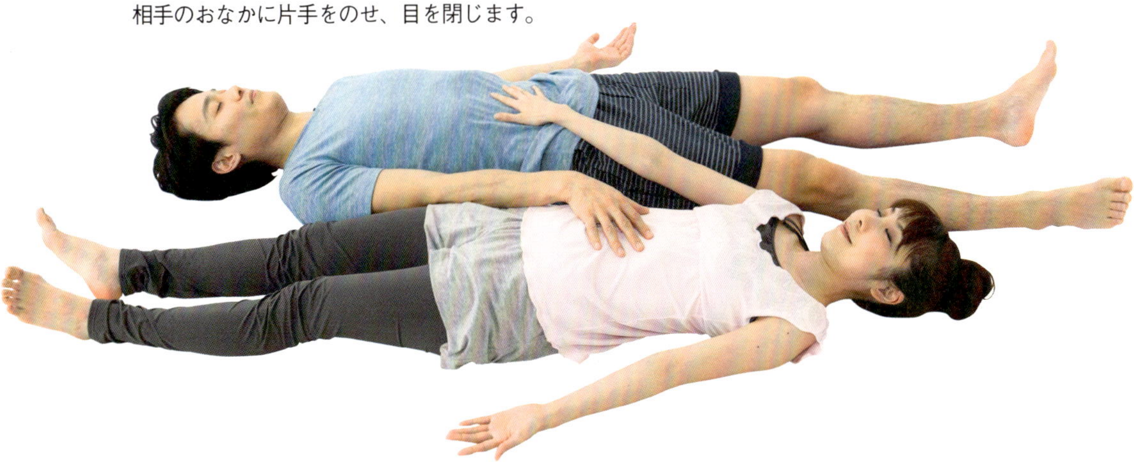

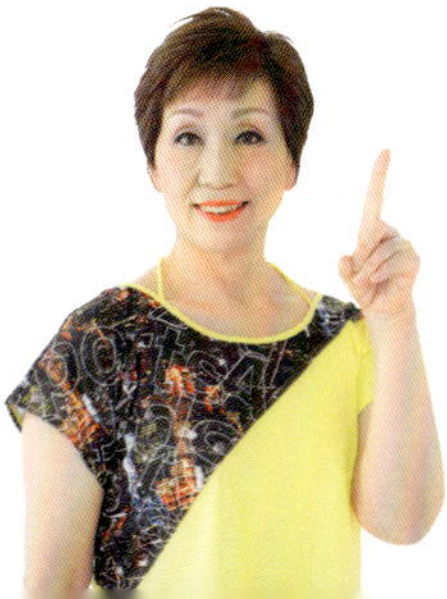

最後のリラックスのポーズでは、相手のおへそのあたりに手をおき、ぬくもりと鼓動を感じてくださいね。

回数の目安 1回

体全体を引き締める効果アリ

立位のポーズ
戦士

後ろに立つ男性は、動きが女性と
シンクロするように意識してください。
全身を使った大きな動きで
シェイプアップ効果も！

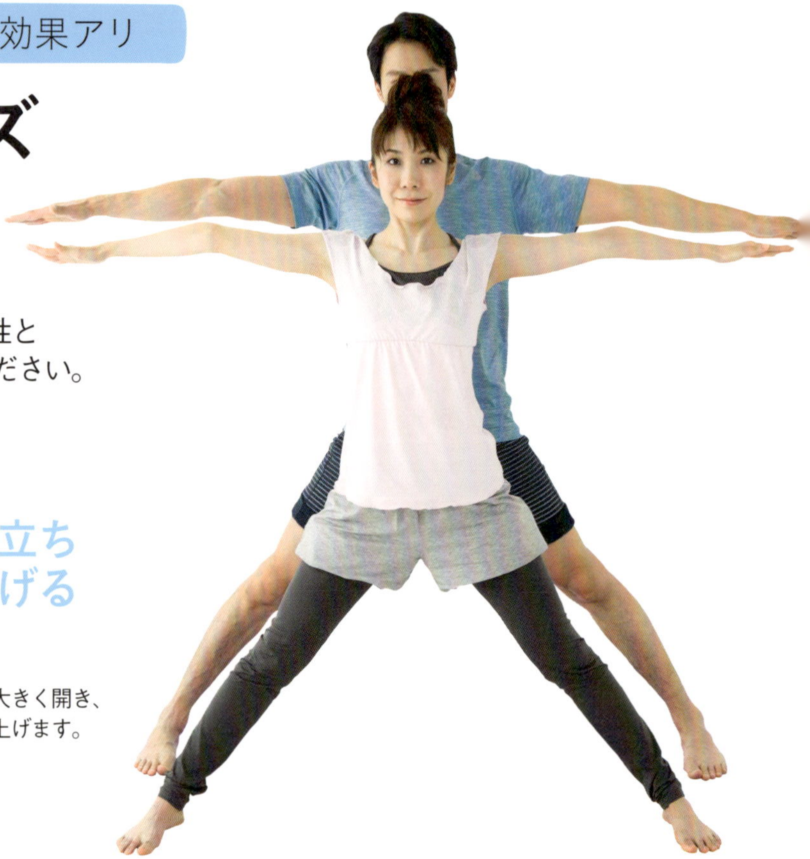

1 正面を向いて立ち 両手両足を広げる

前後に重なるように立ち、
静かに息を吐いて整えます。
大きく息を吸いながら足を大きく開き、
同時に両手を肩の高さまで上げます。

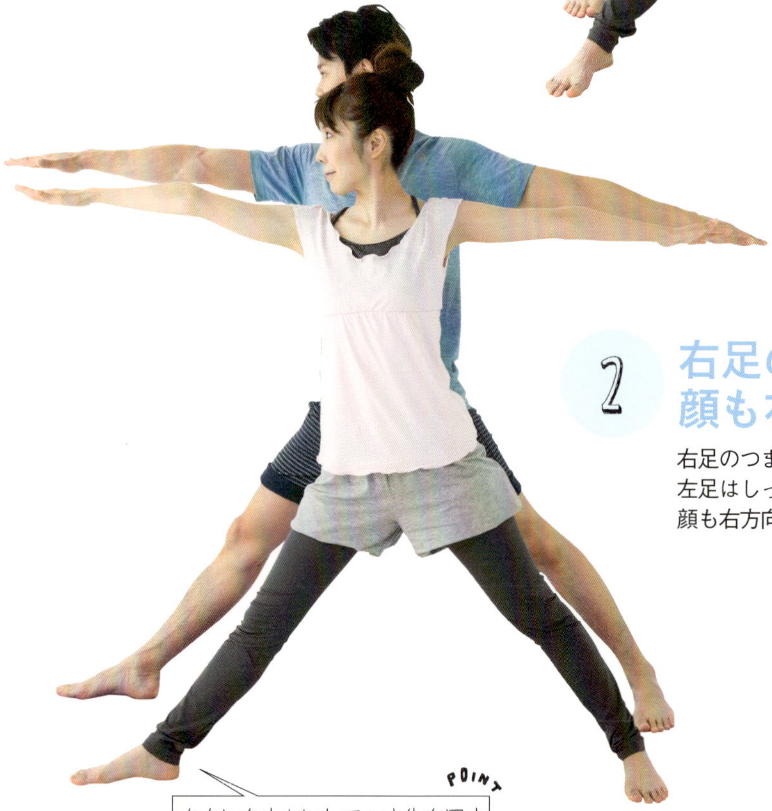

2 右足のつま先を開き 顔も右方向を向く

右足のつま先を直角に開き、
左足はしっかりと踏んばります。
顔も右方向を向きます。

POINT
かかとを中心にしてつま先を回す

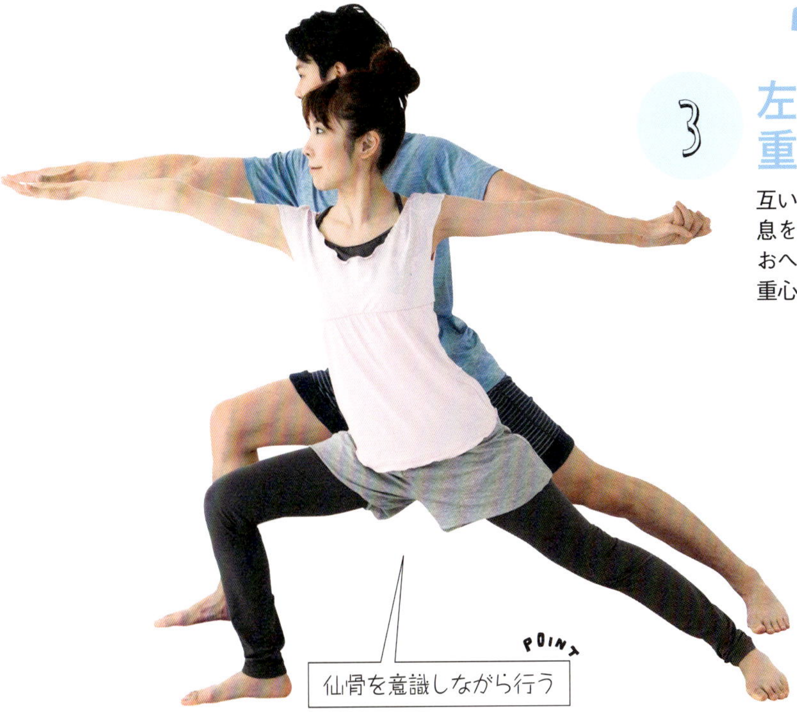
POINT
仙骨を意識しながら行う

3 左手をつなぎ重心を落とす

互いの左手をつなぎ、
息を吐きながら骨盤を右方向にねじり、
おへそを前に向けます。右ひざを曲げ、
重心を真下に落とします。

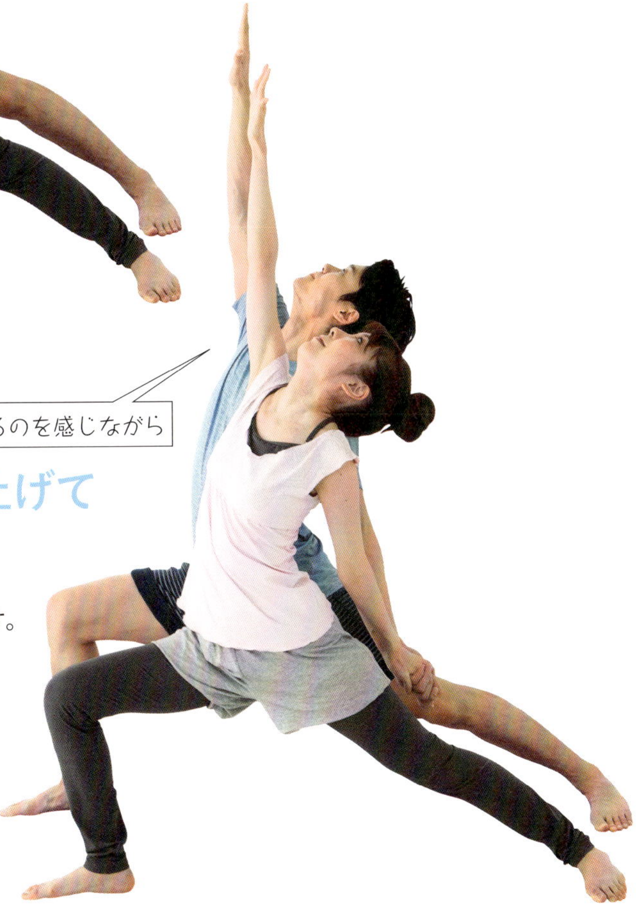
POINT
脇が伸びるのを感じながら

4 右手をまっすぐ上げて左手は下げる

指先を伸ばして右手をまっすぐ
引き上げ、目線は右手の先を見ます。
同時に左手は下げます。

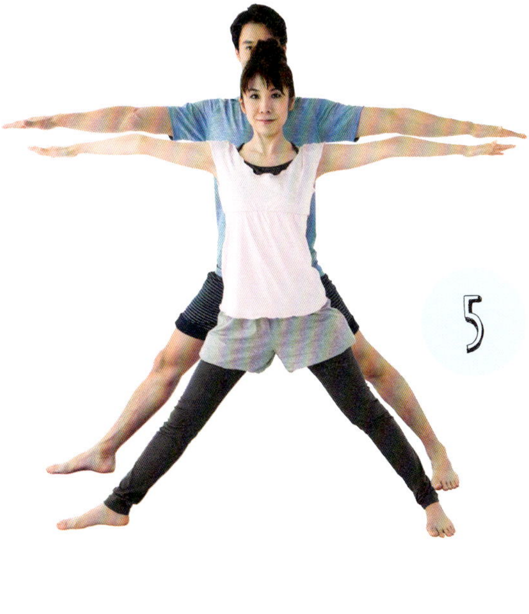

5 両手を肩の高さに戻し正面を向く

息を吸いながら両手を肩の高さに戻し、
上半身を正面に向けます。
左右反対側も同様に行います。

回数の目安 各1回

気持ちよく脇を伸ばして

立位のポーズ 三角

手を引き上げたときに、両腕が一直線になるように意識すると、
美しい三角形になります。背中に相手の温かさを感じて、
幸せな気持ちに。

1 両手を肩の高さに上げる

背中合わせに立ち、息を吸いながら足を大きく開き、
両手を肩の高さまで上げます。

2 片方の手を相手の足に

女性は右足、男性は左足のつま先を直角に開き、
女性は右手、男性は左手を、
それぞれ相手の足首近くにおきます。

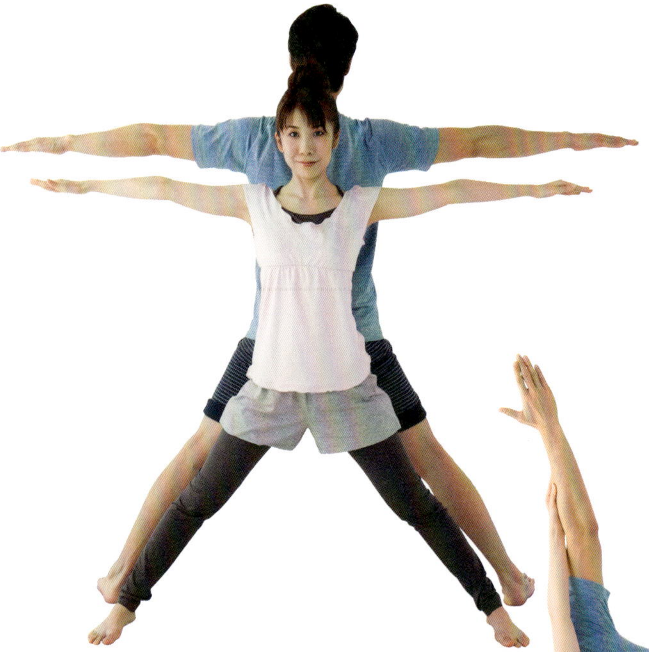

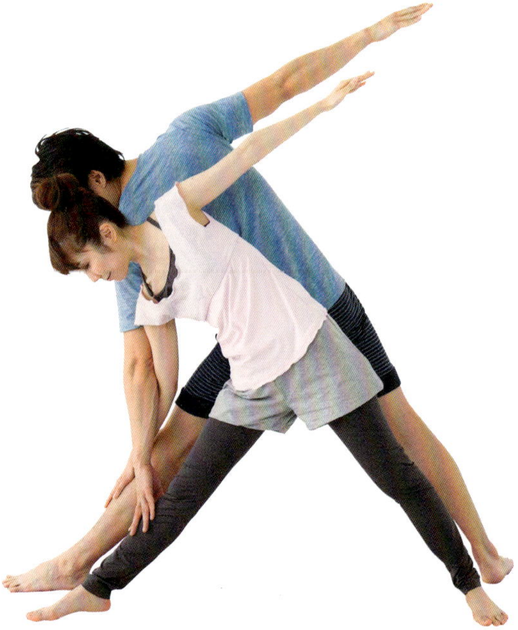

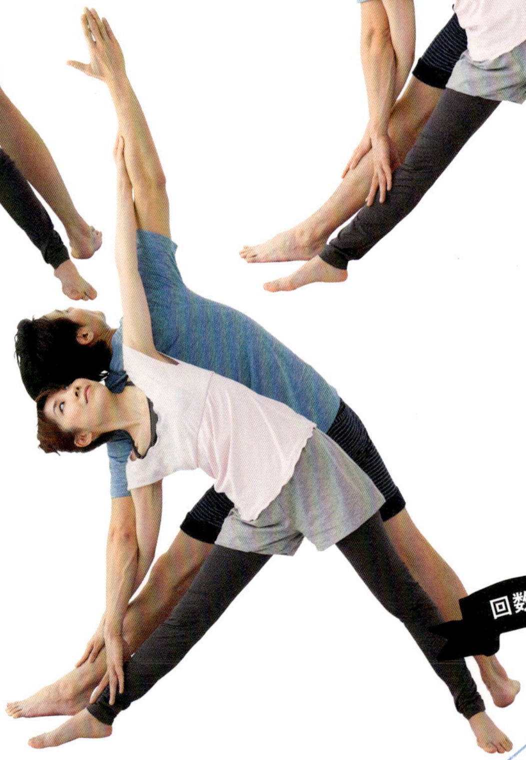

3 手をからませ、真上に伸ばす

左右反対の手をからませ、
真上に引き上げます。
目線は上げた手の先を見て、
ゆったりと3呼吸します。
左右反対側も同様に行います。

回数の目安 各1回

2人で協力してバランスをとって

立位のポーズ

木

お互いに信頼し合い、2人で一本の木をつくるように
イメージしましょう。力を入れず自然に行うと、
バランスがとりやすくなります。

1 手をつなぎひざを曲げる

横並びになり、手をつないで立ちます。
外側の足のひざを曲げて、太もものつけ根まで
引き上げます。

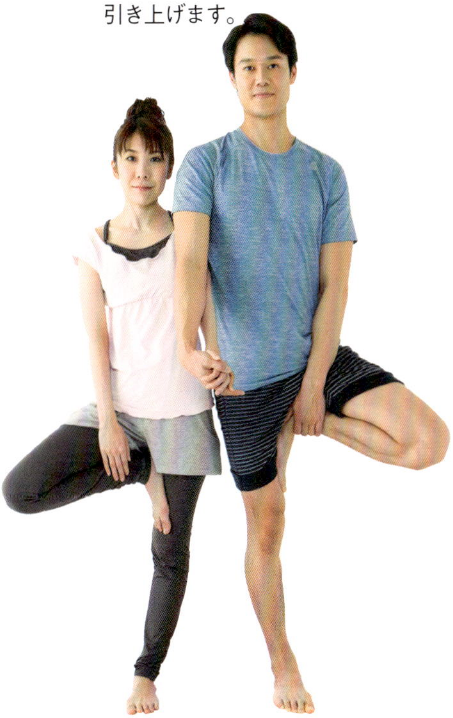

2 内側の手を上げる

外側の手を体の後ろでつなぎ、息を吸いながら
内側の手を真上に引き上げます。
1分間ほど静止し、反対側も同様に行います。

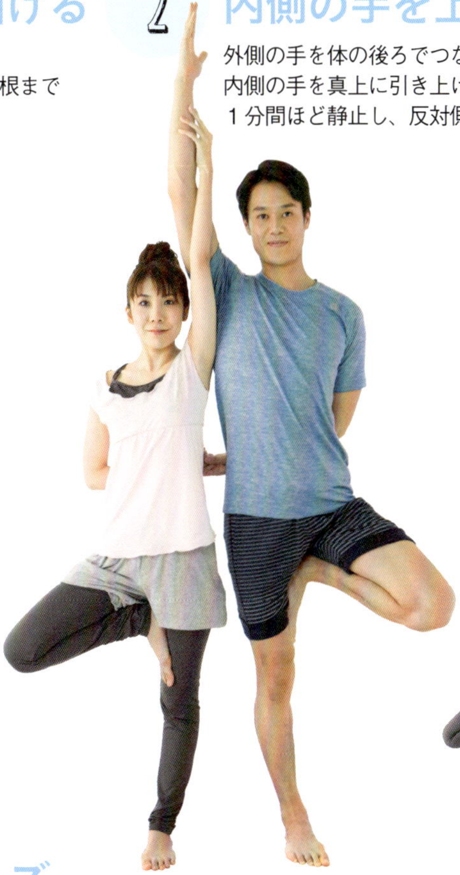

反対側も同様に

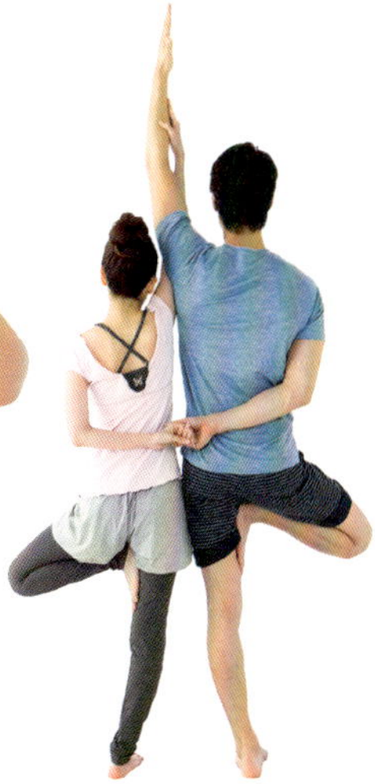

3 クールダウンのポーズ

互いの頭の位置が逆になるようにあおむけになり、
相手のおなかに片手をのせ、目を閉じます。

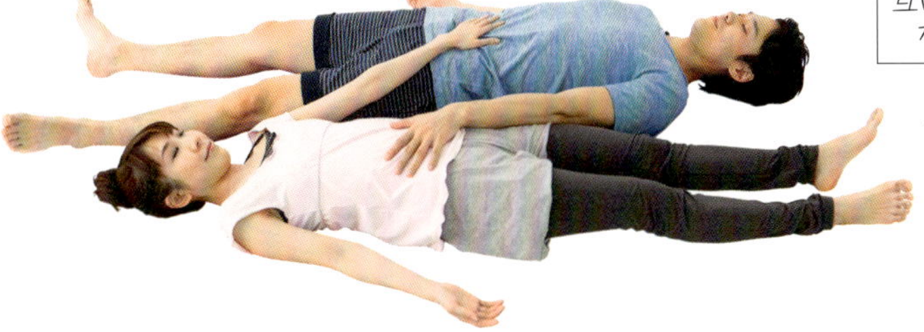

POINT
互いのぬくもりを感じ
ながらリラックス

回数の目安 1回

COLUMN

木下由梨の心のエクササイズ

Thema 4

最上なる心のエクササイズ

心にいちばんやさしいエクササイズは、なんだと思われますか？

自他ともに認める運動オンチの私が、ヨガの世界に足を踏み入れてはや40年。
私のような運動オンチで身体能力の低い者でも、ヨガはやさしく受け止めてくれましたし、
ヨガを行うことにより心も育ててくれました。
そのような私ですが、このヨガに決して劣らないエクササイズがあることに、
ある日ふと思い当たってしまったのです。

それは、「歩く」ことです。
歩く動作を思い起こしてください。必ず手と足を左右交互に動かしますね。
その動きは脳を刺激し、認知症の予防にもなります。

そして速足で歩いているときは、頭の中はとてもクリアです。
目の前の景色は次々に変化しますし、車のようにあっという間に走り去るわけでもないので、
過ぎ去る景色を楽しむ余裕もあります。

有酸素運動そのものですから、
呼吸と体が一致してどこにも無駄がありません。
しばらく歩いていると体中が熱くなり、
体の中で脂肪が燃焼しているのを実感します。

都会では舗装されていない場所を探すのも一苦労かもしれませんが、
足裏に大地を感じながら、吹く風を肌に受け止め、
頭の上に広がる無限の空間と心をひとつにして、
何も考えず迷わずおびえず、
ただその一歩を踏み出すことだけを楽しんでください。

歩けることは幸いです。

歩けている間は元気です。

歩くこと　すなわち　動禅なり。

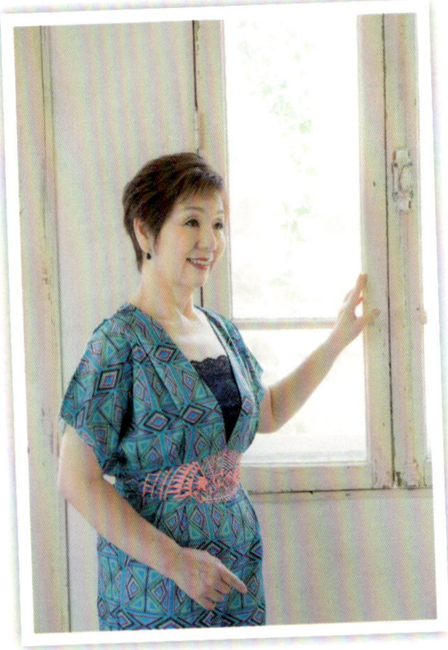

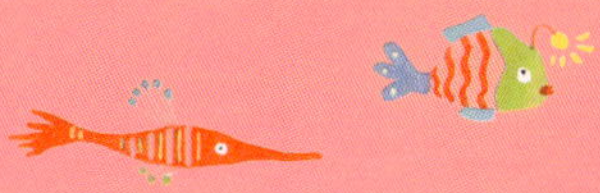

Part 5

その季節ならではの不調を乗り切って元気に！

四季に合わせた八節気ヨガ

気温、湿度、食生活などは四季折々で変化します。
季節を８つに分ける考え方に基づく八節気ヨガで
春夏秋冬を元気いっぱいに過ごすためのポーズを紹介します。

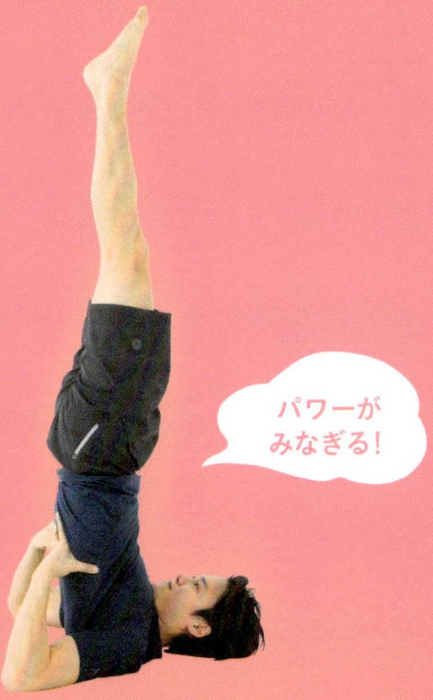

四季に応じた動きでエネルギーに満ちた体に

ウミヨガのレッスンは、八節気をベースに考えられています。
日本の気候に合わせて考案された、オリジナルメソッド。
その時季ごとの不調を乗り越え、一年中元気をキープしましょう！

自然のパワーを吸収するオリジナルヨガ

ひとつのシーズンを「迎える」「送る」という考え方で季節を８つに分けたのが八節気ヨガです。このパートで紹介している各季節のポーズには、それぞれのポーズが組み込まれています。四季の移り変わりに伴う体の変化に合わせたレッスンを行い、バランスのとれた心身をつくっていきます。自然のリズムと呼応すると、心身ともに元気になり、エネルギーが満ち満ちてきます。

ヨガ発祥の地といわれるインドで、さまざまなヨガの勉強をしてきましたが、インドの地には合っていることでも、そのまま日本に持ってくると違うのでは？ということが多々ありました。日本は夏と冬の寒暖差が大きく、常夏の国と同列で考えるのは無理があるのでは、と。四季で食材も変わる、洋服も変わる、空気の乾燥度も変わる。まったく異なる自然環境で、同じようなケアでいいわけがないんです。

そこで、日本の特殊な気候に合わせて生み出された八節気ヨガ。たとえば、冬は基礎代謝が下がるため下げないために筋トレを行い、夏は毛穴を開いて発汗させるポーズを行います。自然の理を大切に、自然のパワーを吸収する、オリジナルヨガなのです。また、ヨガの効果を高めるためには、旬の食材を積極的に取り入れることも大切。ヨガのポーズの実践とともに、食生活の見直しをすることで、妊娠へまた一歩近づくはずです。

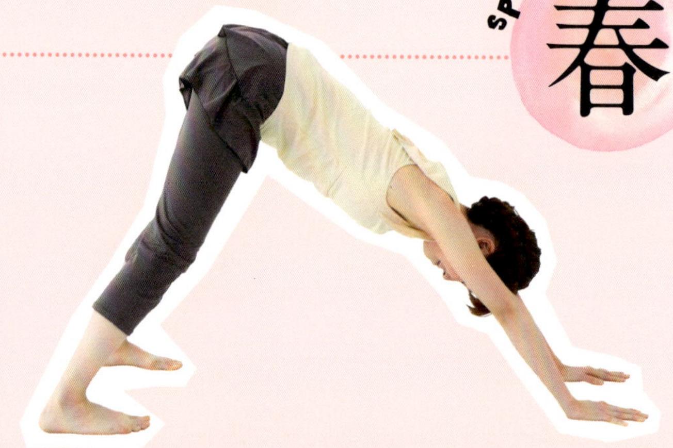

Spring 春

脂肪、老廃物、毒素。冬のツケに要注意

冬は動きが鈍るわりに暴飲暴食しがちな時季。冬の間に、驚くほど不要なもの（脂肪、老廃物、毒素など）をため込みがち。薄着になり、むき出しになる体のラインに意識が戻り、ダイエットを決意する人も。ヨガの各ポーズの実践＋食生活の見直しが必須です。

おすすめの旬食材

新キャベツ　新タマネギ
アスパラガス　ソラマメ
豆苗　ニラ　タケノコ　ふき

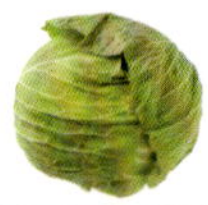

Summer

夏

正常な発汗作用を促すために水分補給を

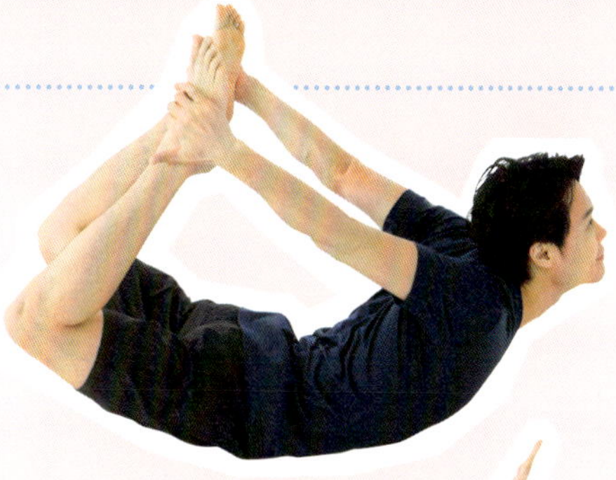

夏はしっかりと汗をかき、気化熱で体温を下げることが大切。水分摂取はもちろんですが、水分を多く含む夏野菜を食べることも効果的です。また、暑くなると筋肉はゆるみます。全身を使い柔軟性を求められるポーズにチャレンジしてみましょう。

おすすめの旬食材

トマト　キュウリ　ピーマン
モロヘイヤ　トウモロコシ　ゴーヤー
ナス　シソ　オクラ　枝豆　冬瓜

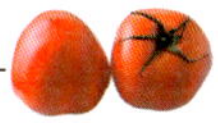

autumn

秋

クールダウン→体温アップのポーズ

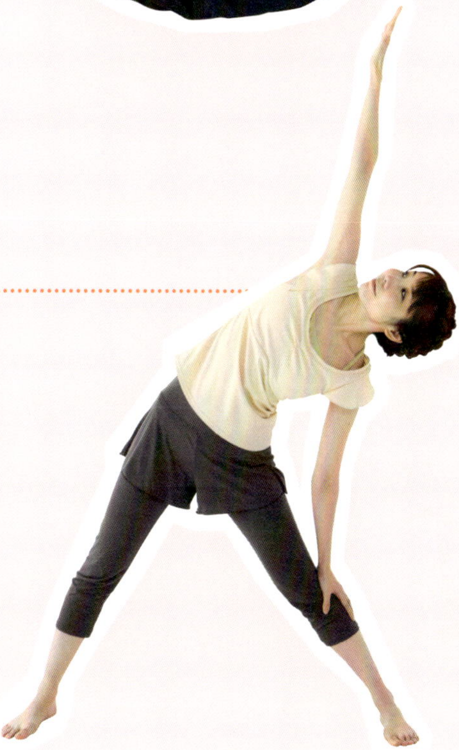

夏を過ごしたあとの体は、激しい運動をしたあとの状態です。運動後のクールダウン同様、秋の始まりにはくつろぎとリラックスが必要です。そうして心身が整ったら、体温を上げるポージングとともに、筋肉をつくる上質のタンパク質も積極的にとって。

おすすめの旬食材

さつまいも　サトイモ　ジャガイモ
ヤマイモ　ゴボウ　レンコン　春菊
チンゲンサイ　キノコ　ブロッコリー
カリフラワー　ニンジン

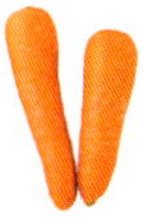

winter

冬

筋トレを主としたエクササイズを

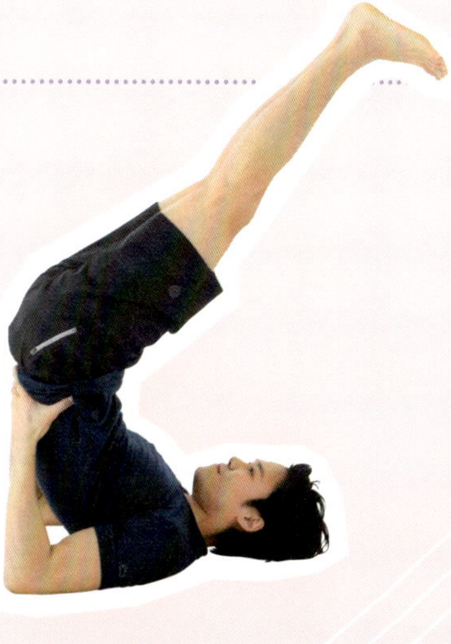

寒さに負けない体をつくるために、筋トレを主にしたエクササイズをしましょう。冬は不要なものをすべて落として、幹と枝を支える根っこに全エネルギーをまわしている樹木を見習い、私たちも体幹を鍛えて整えるのが、自然の理に学ぶ生き方といえます。

おすすめの旬食材

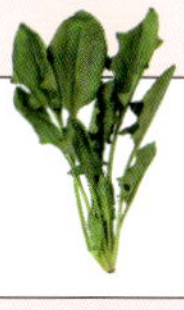

白菜　ホウレンソウ　小松菜　ゆり根
ネギ　カブ　ダイコン

目覚めとともに行いましょう

通年行うポーズ
～体のメンテナンス～

下半身をねじる動きは骨盤のゆがみに、上半身をそらす動きは背骨のゆがみの矯正に効果があります。朝行うと、目覚めがスッキリ！

1 右手を伸ばし、左ひざを曲げて右脚の外側に

あおむけになり、ゆったりと呼吸をくり返します。息を吸いながら右手を頭上に伸ばし、左ひざを曲げ、右脚のひざの外側に足裏をおきます。

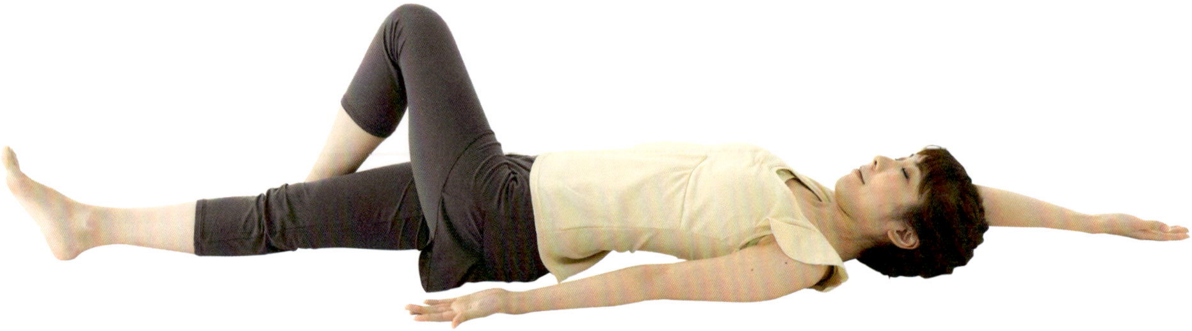

2 そのまま下半身を右側にねじる

息を吐きながら、下半身を右側にねじり、それと同時に顔は左側にねじります。

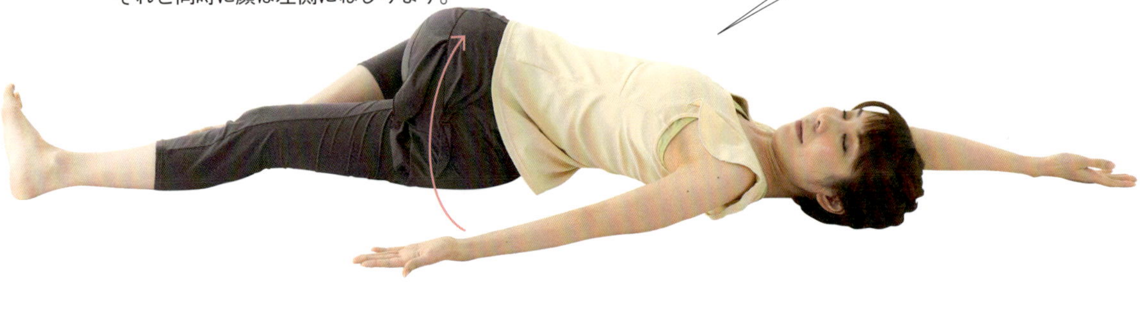

腰を中心に手と足を
引っ張り合うようにねじる

3 下半身→上半身を ねじってうつぶせに

②の姿勢から残りの息でうつぶせになり、息を吸いながら左手を頭上に伸ばします。

POINT
目線は斜め上に

4 胸の横に両手をおき 上半身をそらす

手のひらを胸の横におき、脇を締め、息を吸いながら上半身をそらします。

②のポーズになったら、腰を中心に足と手をそれぞれ引っ張り合うようなイメージで伸ばしてください。

次ページへつづく

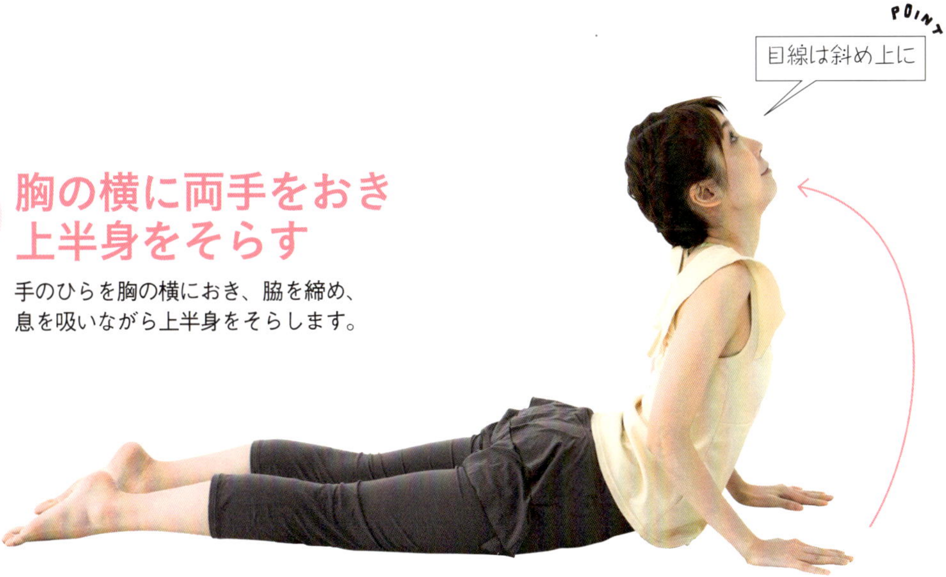

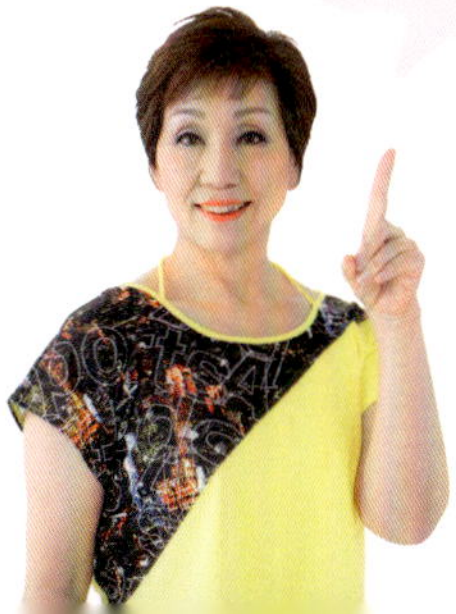

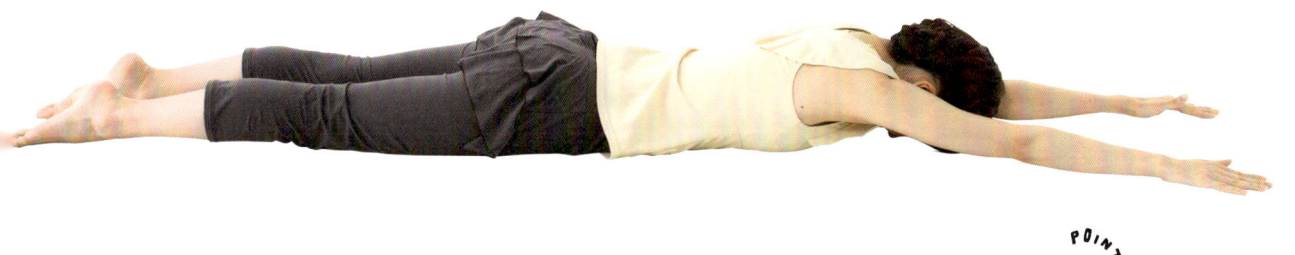

5 気持ちいいところまで背中をそらす

両ひじを伸ばしながら、気持ちよく背中をそらします。

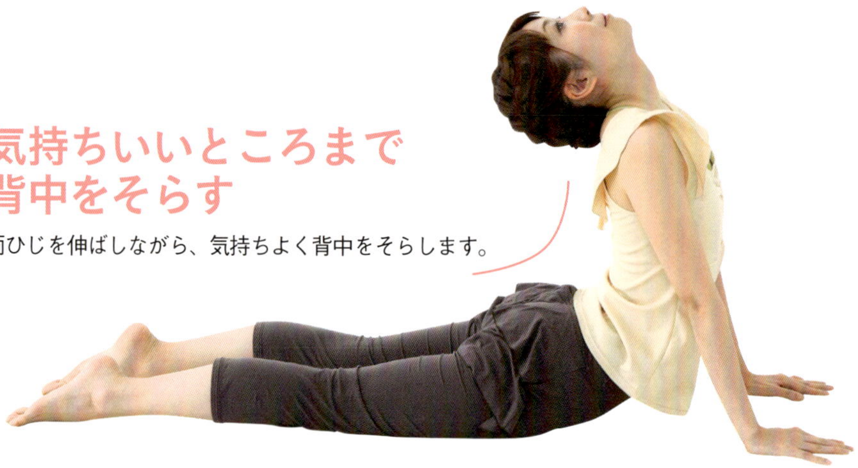

6 おしりを引き上げ両手を前に伸ばす

息を吸いながらおしりを引き上げ、
両手を床につけます。前に伸ばして息を吐きながら
気持ちよく脇を伸ばします。

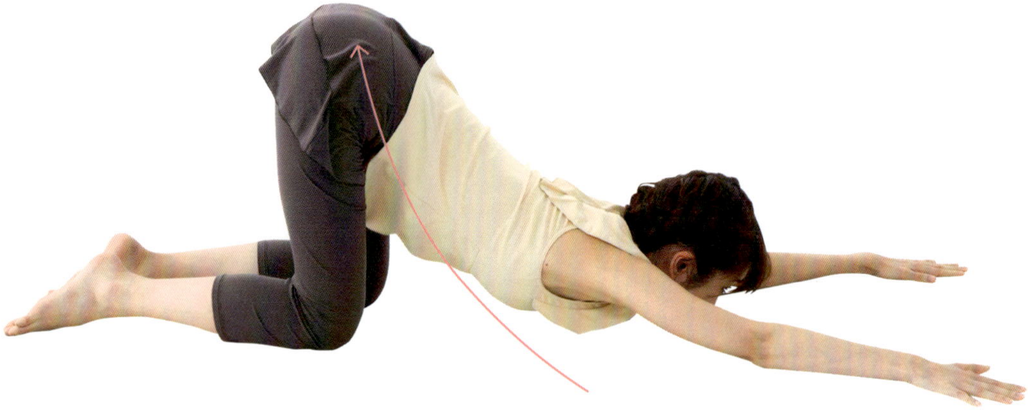

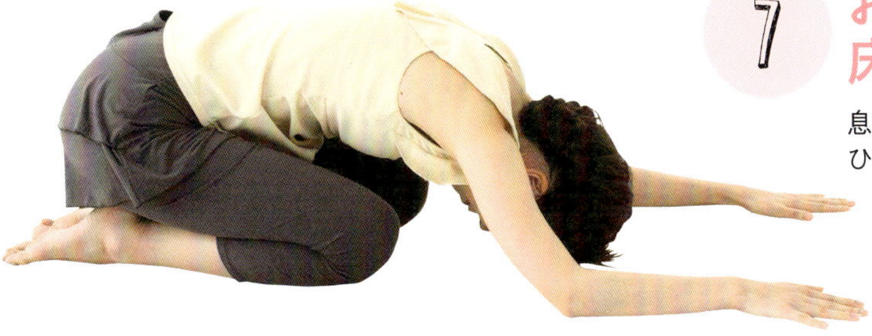

7 おしりを下げ、ひたいを床につけて力を抜く

息を吐きながらおしりを下げ、ひたいを床につけて、ひじの力を抜きます。

POINT
骨盤から背骨に意識を移動させながら起き上がる

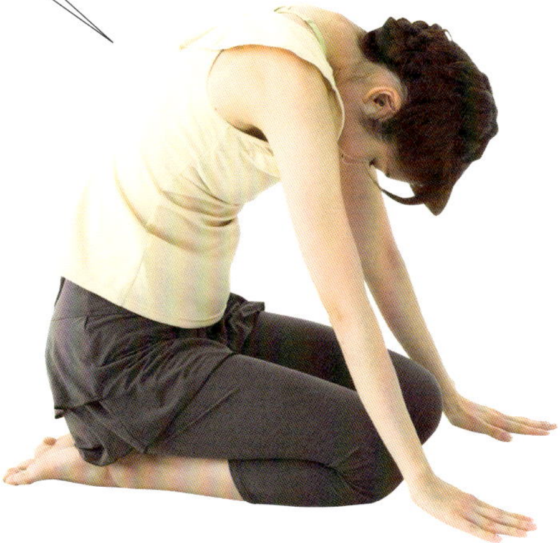

8 頭は下げた状態で起き上がる

息を吸いながら、
頭を下げたままゆっくりと起き上がります。

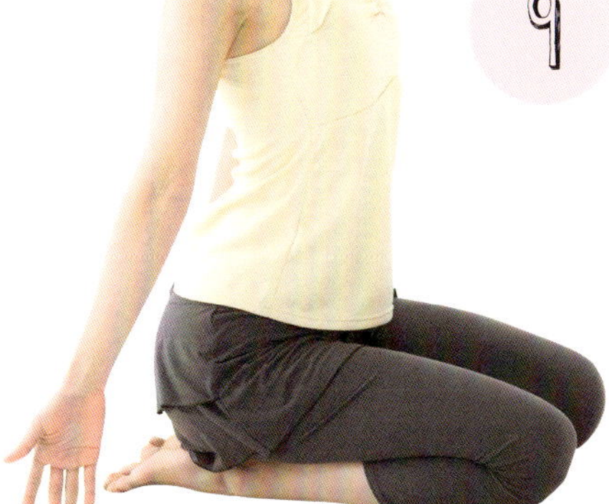

POINT
顔は斜め上に向けて

9 頭を起こし、肩と胸を開いて深呼吸をする

頭を起こしたところで胸と肩を開き、
大きく息を吸い込みます。
全身の力を抜いてリラックスしたあと①に戻り、
左右反対側も同様に行います。

回数の目安 各1回

大きな呼吸で心も落ち着きます

春のポーズ
～柔軟性アップ（心臓、肺の強化）～

ヨガの代表的な「ネコのポーズ」から始めます。
ゆっくり大きく呼吸をしながら、背中を大きく、気持ちよくそらせましょう。

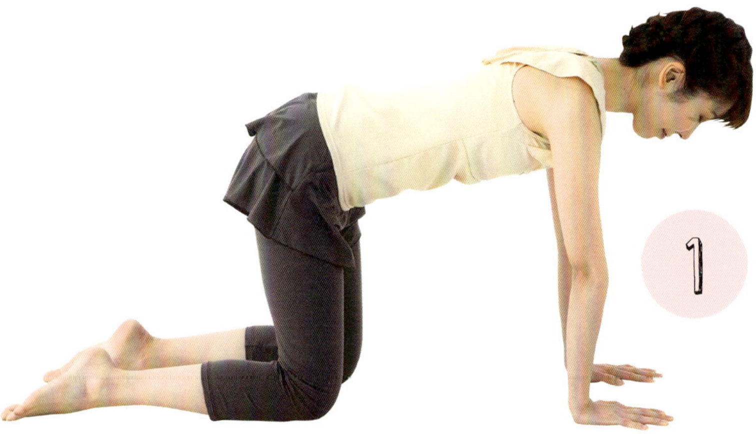

1 両手は肩幅 両足は腰幅に開く

両手、両ひざを床につき、
両手は肩幅、両足は腰幅に開きます。
ゆっくり深呼吸をします。

2 尾骨を引き上げ 背中をそらす

息を吸いながら顔を上げ、
尾骨を引き上げながら
気持ちよく背中をそらします。

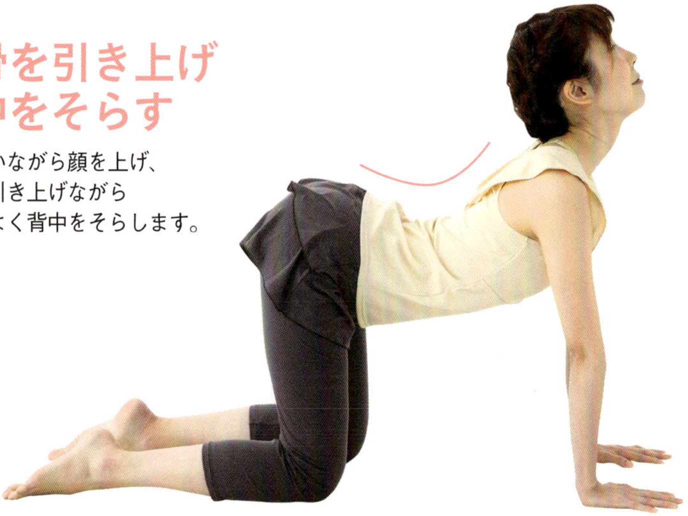

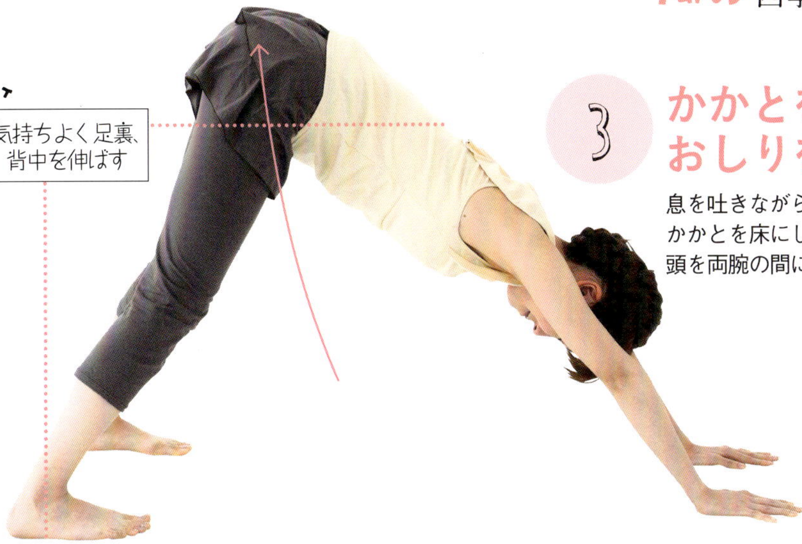

POINT
気持ちよく足裏、
背中を伸ばす

3 かかとを床につけ おしりを高く上げる

息を吐きながらおしりを高く上げ、
かかとを床にしっかりつけながら、
頭を両腕の間に入れます。

4 おしりを下げ、胸を開き背中をそらす

おしりを下げると同時に、つま先を立て、
背中を大きくそらします。顔は真上に向けます。

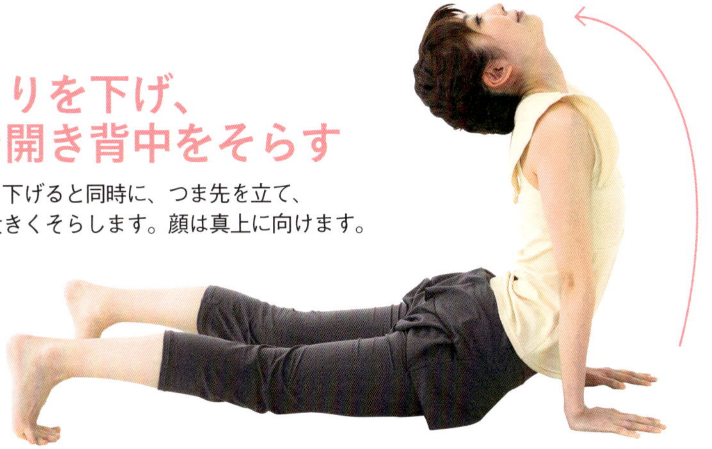

5 両ひざをついて 元の体勢に戻る

息を吐きながら、両ひざをつき、
①のポーズに戻ります。これをくり返します。

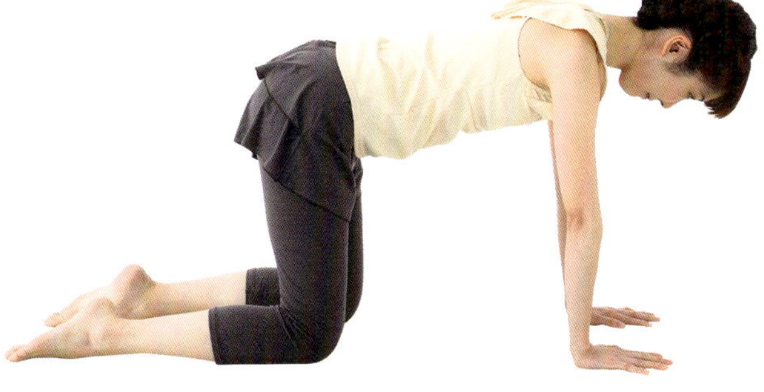

回数の目安 3回

夏の疲れを取り除き、元気復活！

夏のポーズ

～疲労回復（消化と排泄機能の促進）～

全身に効果のある「弓のポーズ」と、生理痛や便秘に効果がある「ブリッジのポーズ」の組み合わせです。夏の疲れた体をほぐしてリフレッシュ！

1 うつぶせになり両足のつま先を立てる

うつぶせになり、両足のつま先を立てて腰幅に開きます。
手のひらを上に向け、息を吐いてリラックスします。

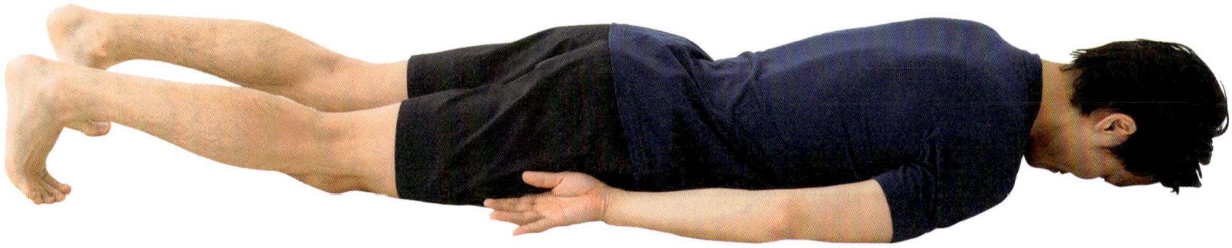

2 上半身と両足を引き上げ両腕も床から離す

あごを前に出し、息を吸います。次に息を吐きながら、
上半身と両足を引き上げ、同時に両腕も床から離れるように上げます。

POINT
目はまっすぐに前を見る

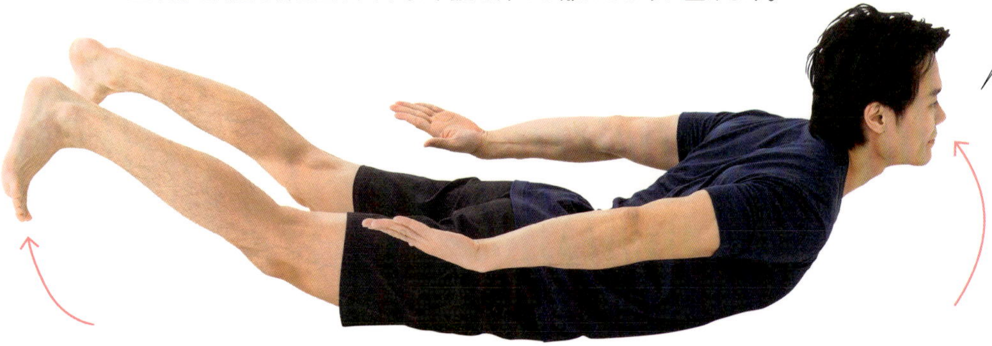

3 ゆっくりと元の姿勢に戻り全身の力を抜く

②の姿勢をキープしたまま息を吐ききったら、
上半身と両足、両腕を元の位置に戻して力を抜きます。

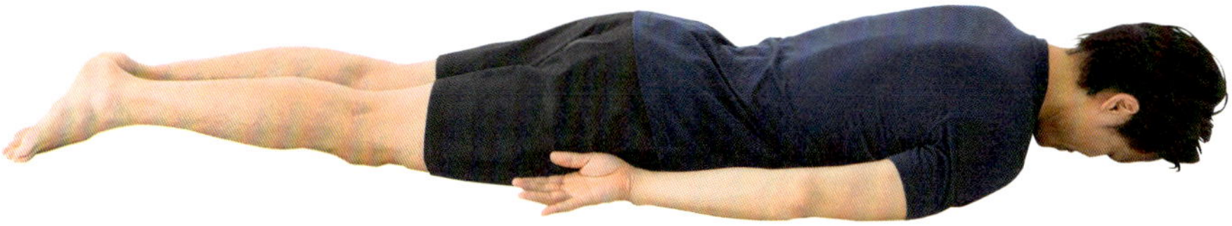

4 ひざを曲げて両足の甲を持ち、息を吐く

両ひざを曲げ、両手で足の甲を持ちます。
息を吐いて準備します。

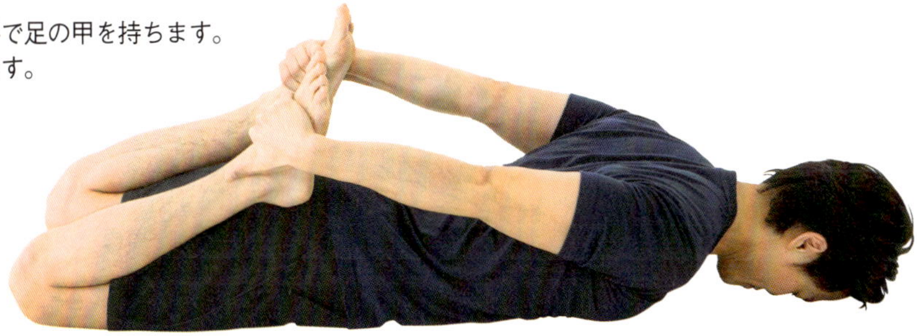

5 おへそを中心に両手両足を引き合う

息を吸っておいてから、息を吐きながら両手・両足を
引き合うように上半身と太ももを上げます。

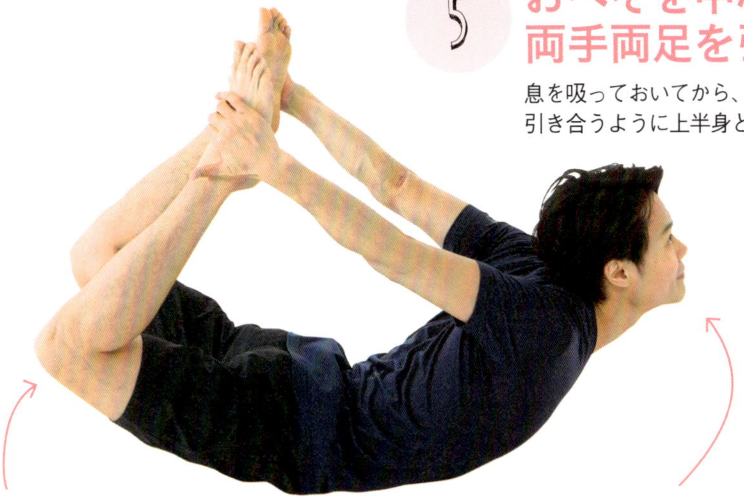

POINT

下半身と上半身のバランスが
整うように引き上げる

次ページへつづく

6 ゆっくりと元の姿勢に戻り 全身の力を抜く

息を静かに吐きながら④の姿勢に戻り、
息を吐ききったら両手を離して全身の力を抜きます。

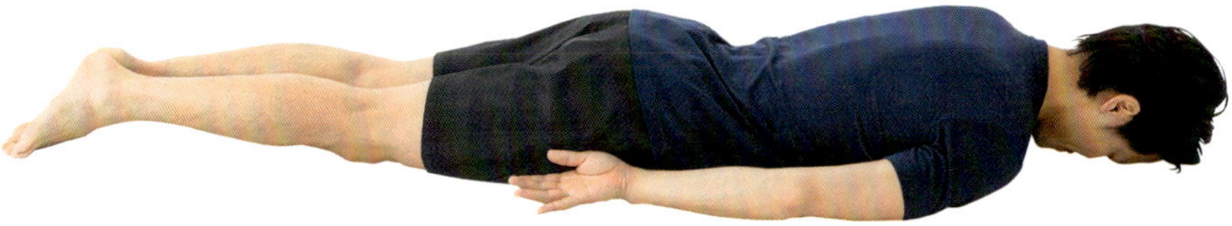

7 あおむけになって ひざを曲げ、顔の横に手をおく

あおむけになり、ひざを曲げ、
かかとはできるだけおしりに近づけます。
指先を肩に向けて手のひらを床におき、息を吐いて準備します。

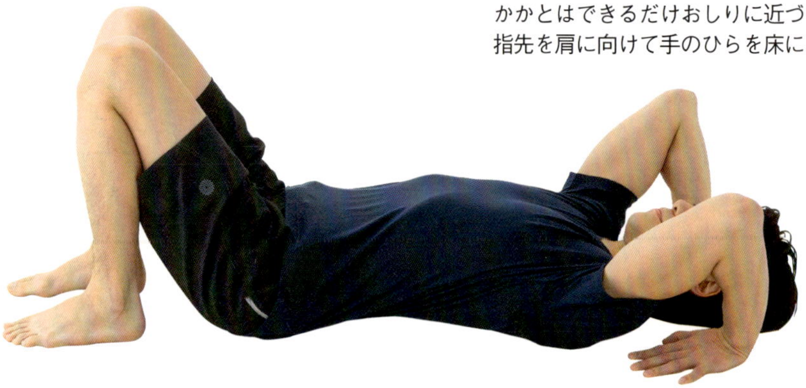

8 胸とおしりを持ち上げ 頭に重心をおく

息を吸いながら胸を持ち上げ、頭に重心をおいて体勢を整えます。

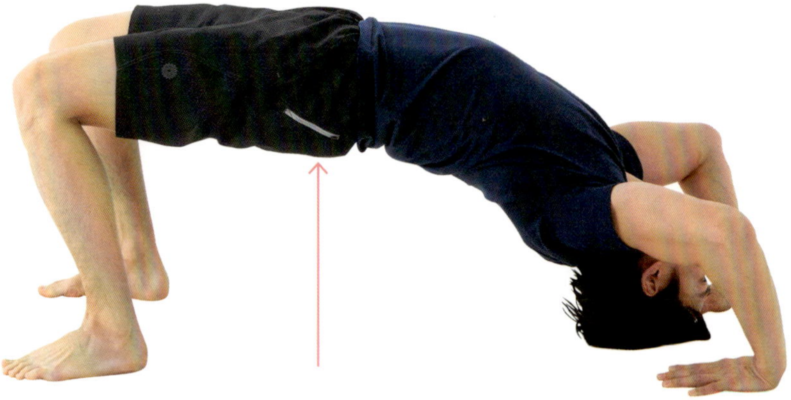

9 体全体を持ち上げ アーチ形をつくる

息を吐きながら両手で床を押すようにして、
さらに体全体を持ち上げ、
大きなアーチ形をつくります。

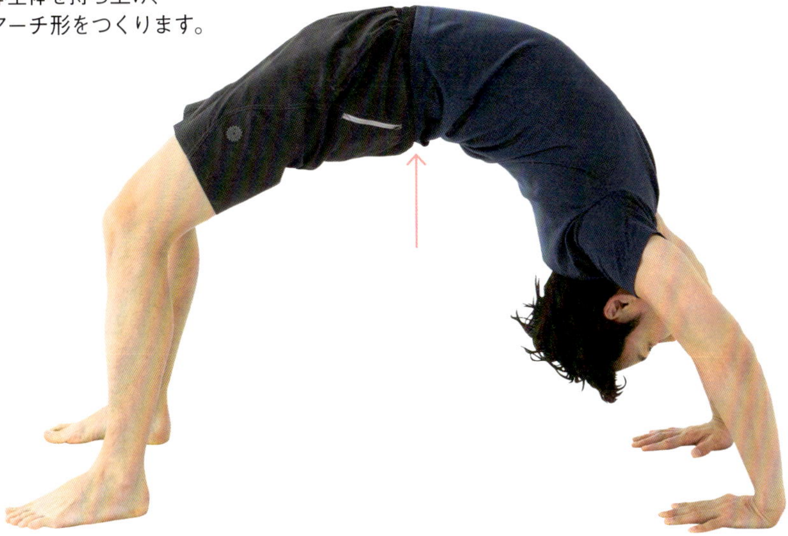

10 ゆっくりと元の姿勢に戻り 全身の力を抜く

気持ちよく伸びたらゆっくりと頭から着地し、
体全体を下ろして全身の力を抜きます。

POINT
あごを引いてリラックス

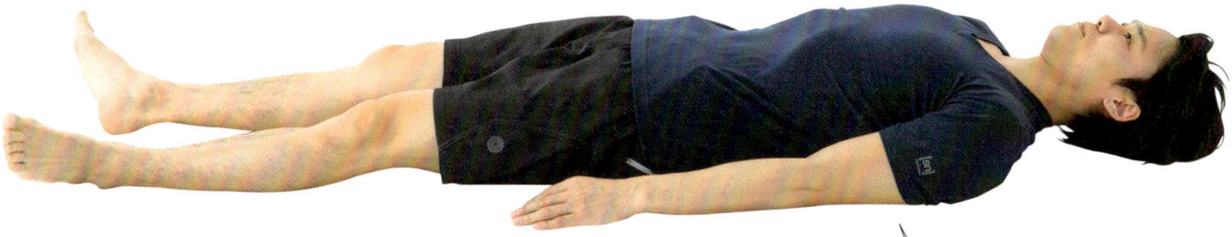

POINT
脇に小さなボールが
入るくらい開ける

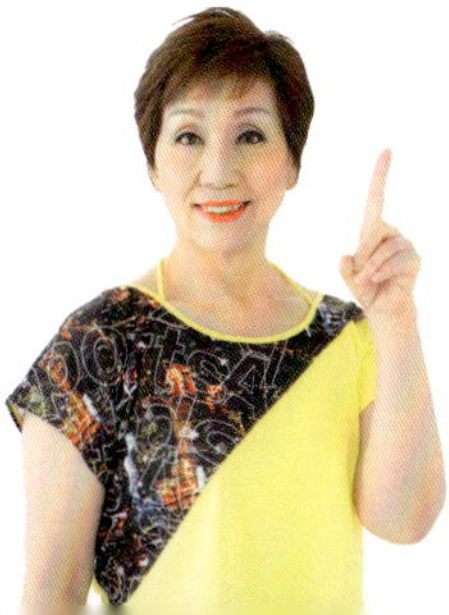

ブリッジは、いきなり体を持ち上げるのではなく、いったん頭に重心をおいて体勢を整えてから行いましょう。

回数の目安3回

気持ちよく脇腹を伸ばすことを意識

秋のポーズ
～集中力アップ（バランス矯正）～

普段伸ばさない筋肉を伸ばすことで、体全体のゆがみを正すことができます。
無理せず、気持ちよく伸ばすことが大切です。

1 かかとを床につけ まっすぐ立つ

両足裏が大地としっかりと
つながっていることを意識して立ちましょう。
静かに息を整えます。

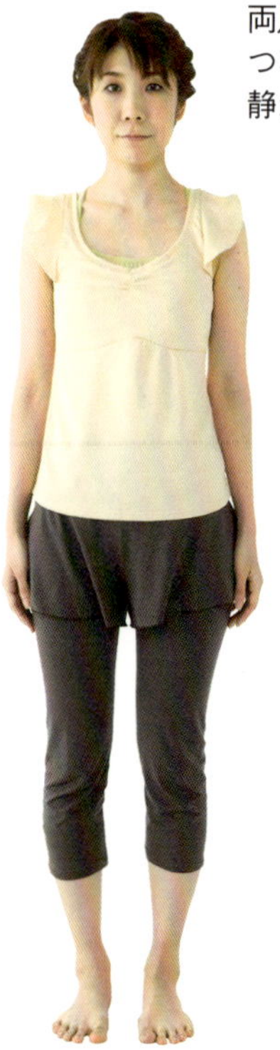

2 右手を引き上げ かかとを上げる

息を吸いながら
右手のひらを内側に
向けまっすぐ引き上げ、
つま先立ちになります。

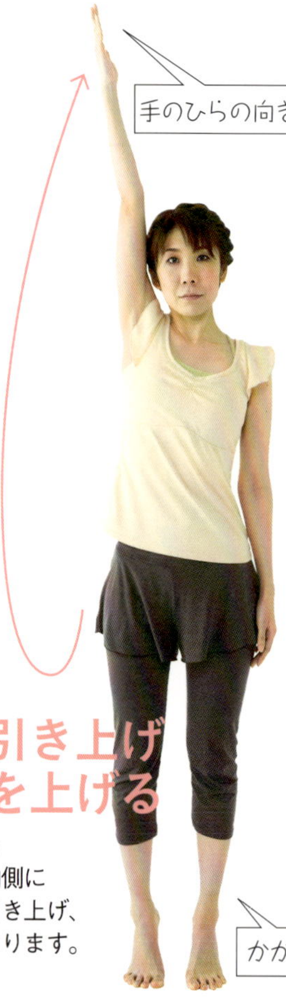

3 手のひらを外側に向け、後ろに回す

手のひらを外側に向け、
息を吐きながら後ろに
回して下ろします。
同時にかかとも下ろします。
左右反対側も同様に。

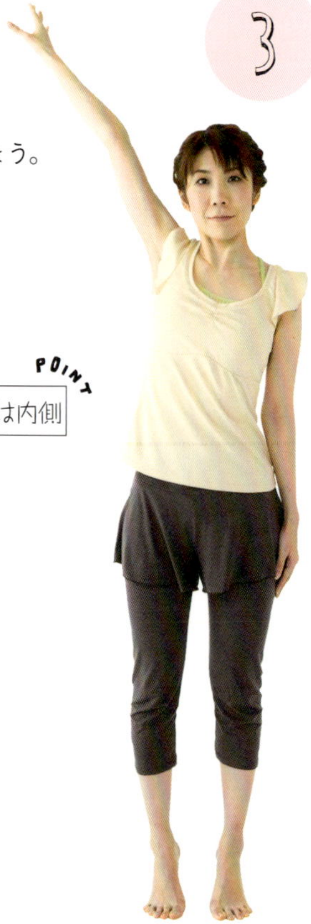

4 両手を引き上げ かかとを上げる

息を吸いながら、
両手をまっすぐ上に
引き上げ、つま先立ちに。

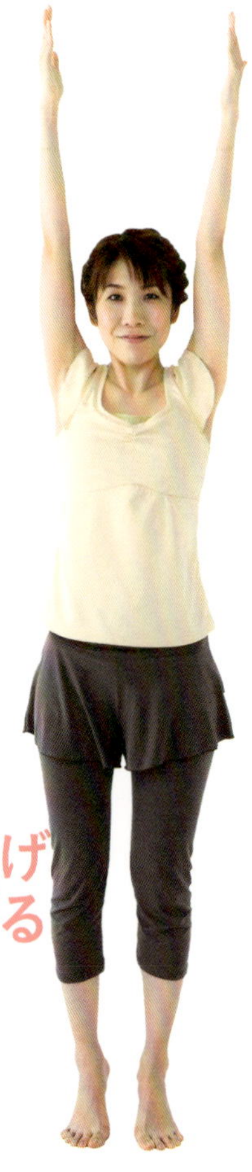

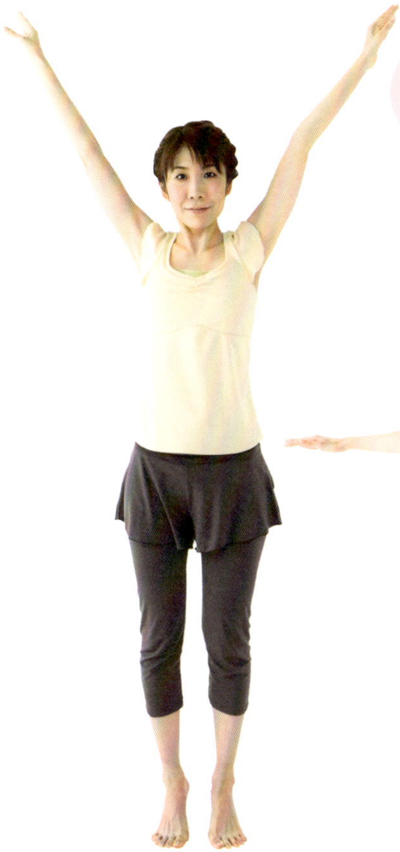

5 手のひらを外側に向け、後ろに回す

手のひらを外側に向け、息を吐きながら
後ろに回して下ろし、同時にかかとも下ろします。

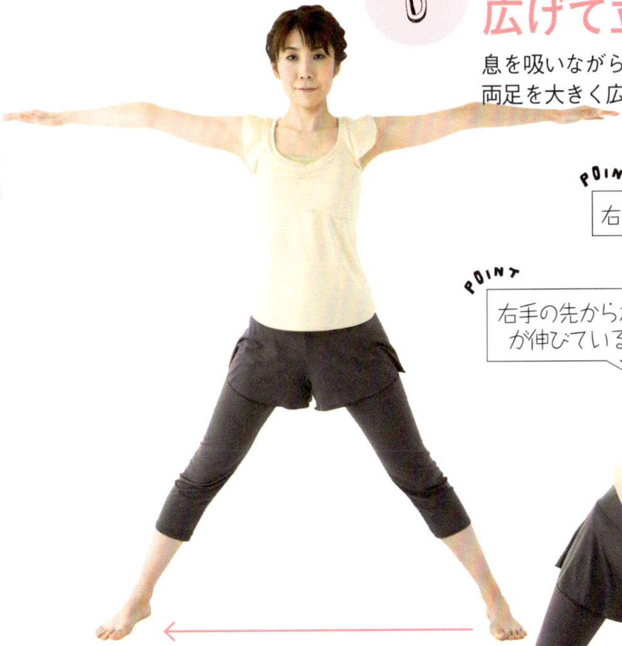

6 両手・両足を広げて立つ

息を吸いながら、両手を肩の高さまで上げ、
両足を大きく広げます。

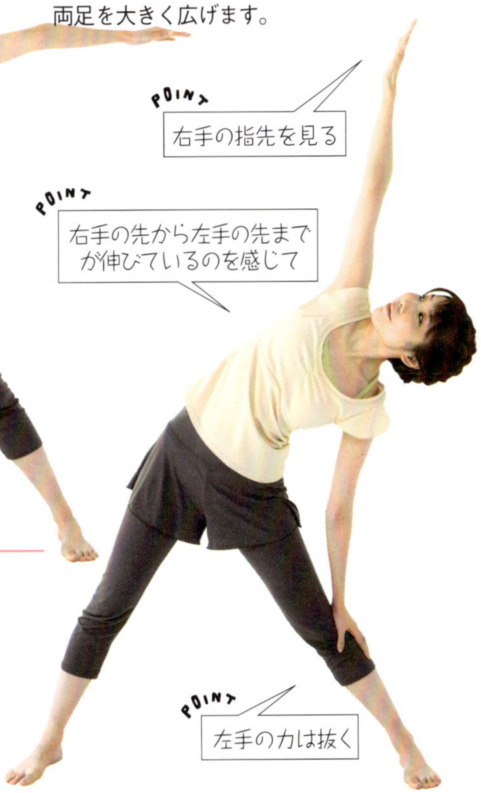
POINT
右手の指先を見る
POINT
右手の先から左手の先までが伸びているのを感じて
POINT
左手の力は抜く

7 上半身を左に倒し右手は頭上に

息を吐きながら上半身を左に倒し、
右手を頭上に引き上げます。
左手は左ひざに添えます。

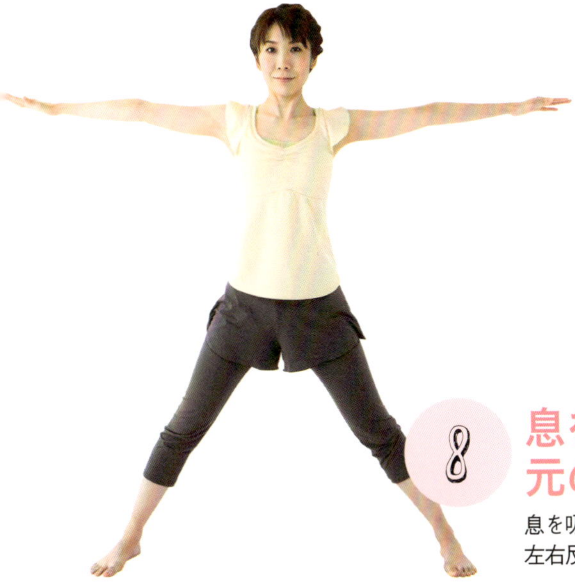

8 息を吸いながら元の姿勢に

息を吸いながら、⑥の姿勢に戻ります。
左右反対側も同様に行います。

回数の目安3回

血行促進でパワーがみなぎる！

冬のポーズ
～アンチエイジング（ホルモンバランスを整える）～

血行促進効果の高いポーズの連続で、全身に活力がみなぎってくるのが実感できます。首に痛みを感じたら、無理せずすぐに中止を。

1 あおむけになり ひじを曲げ手を握る

あおむけになり、かかとをそろえてつま先を上に向けます。
脇を締めてひじを曲げ、手は軽く握ります。
息を吐ききって準備します。

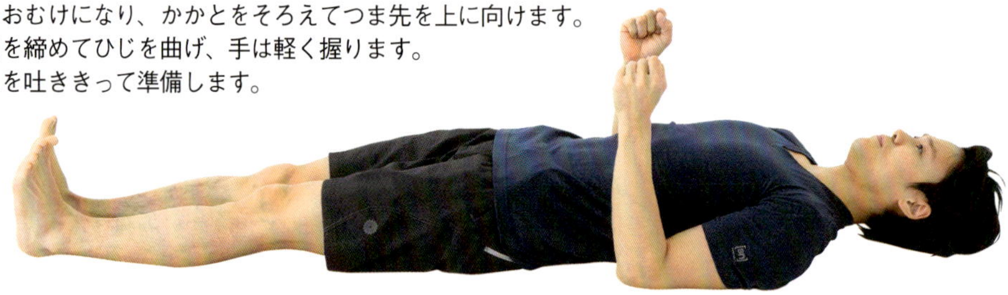

2 ひと呼吸を３回に分け 胸を高く上げる

ひと呼吸を３回に分けて吸いながら、胸をそらして頭頂部を床につけます。
胸が一番高いところで、できれば1分、慣れてきたら
２分ほどキープして、静かに呼吸をしましょう。

POINT
最初は軽く頭をそらす

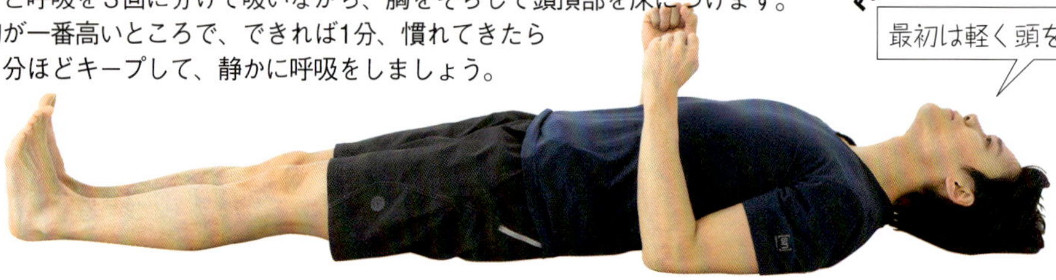

POINT
深く頭をそらし、胸を上げる

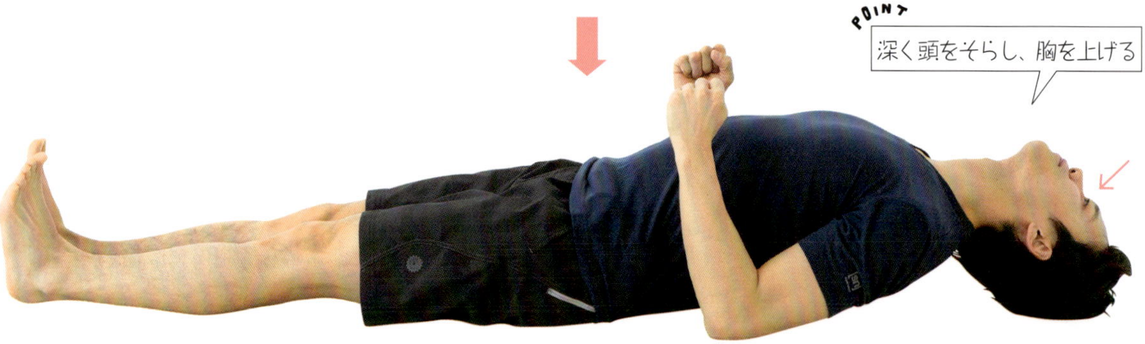

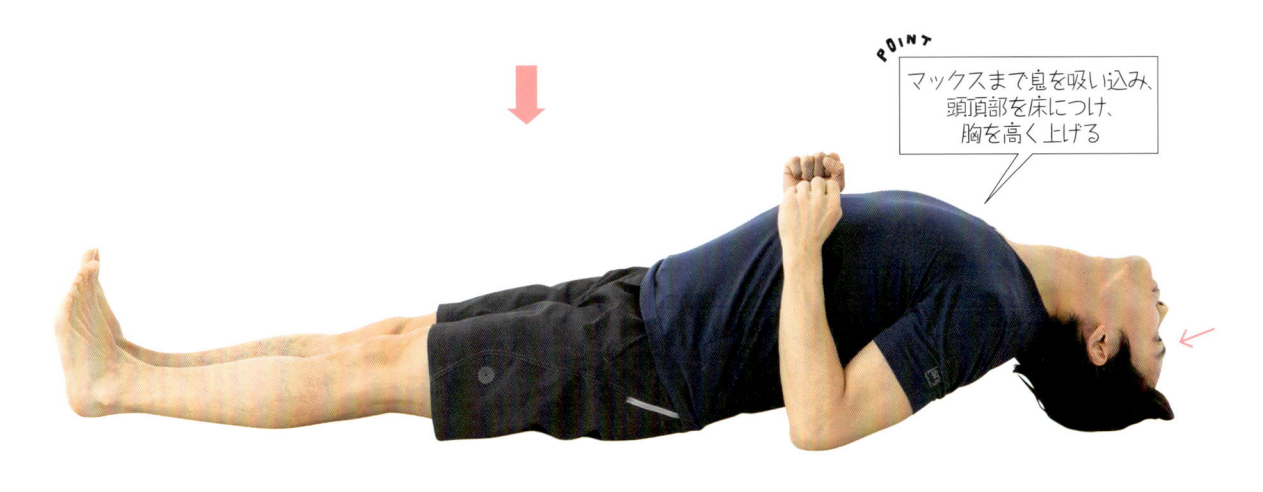

POINT
マックスまで息を吸い込み、
頭頂部を床につけ、
胸を高く上げる

3 ゆっくりと胸を下ろし全身の力を抜く

ゆっくりと胸を下ろし、背中がついたら
ストンと全身の力を抜きます。

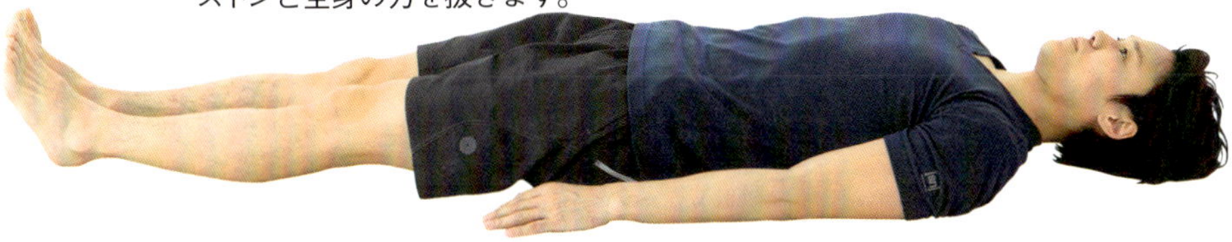

4 両手を床につけ、両脚を直角に上げる

両手は床についたまま、息を吐きながら、
両脚を直角になるまで上げ、息を吸います。

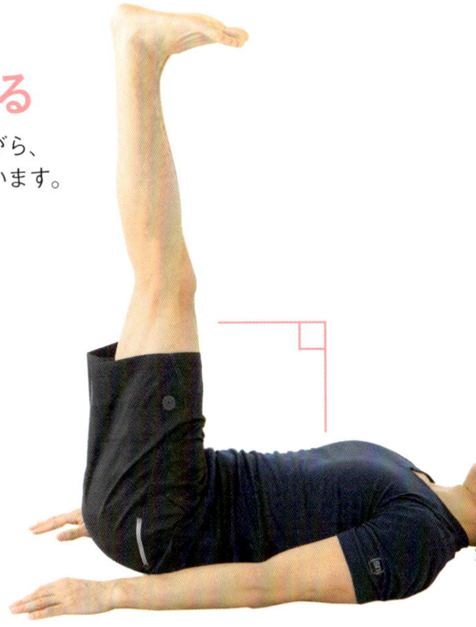

3ステップで胸を上げていきます。胸を上げると同時にあごを上げ、頭をそらしていくとやりやすいでしょう。

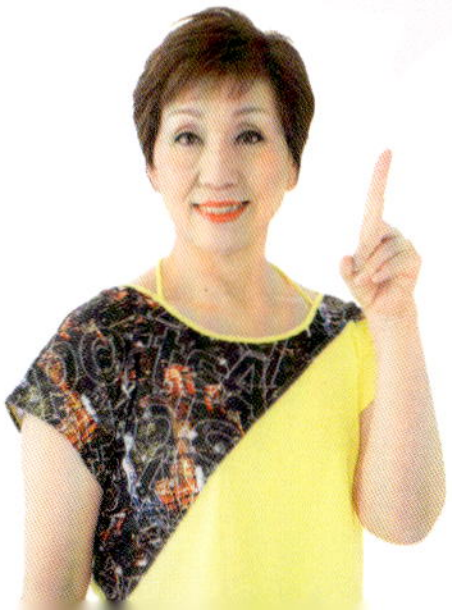

次ページへつづく

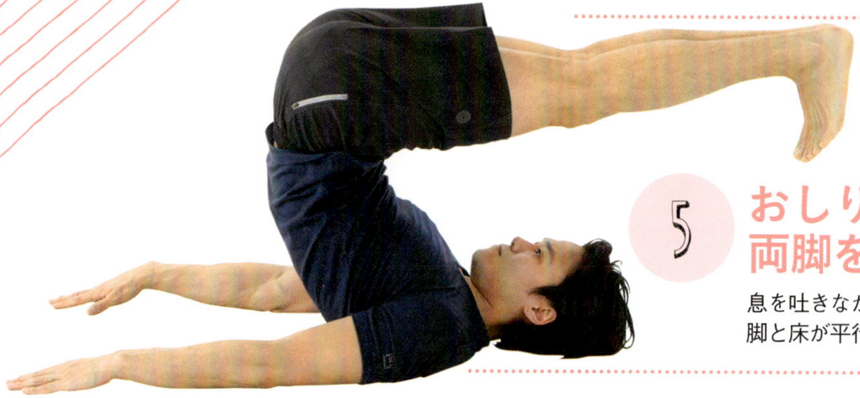

5 おしりを上げ、両脚を床と平行に伸ばす

息を吐きながら、床についた手に力を込め、
脚と床が平行になるように頭上に伸ばし、息を吸います

6 両手で背中を支え 両脚をくの字に曲げる

息を吐きながら、両手で背中を支え、
両脚をくの字になるように曲げます。

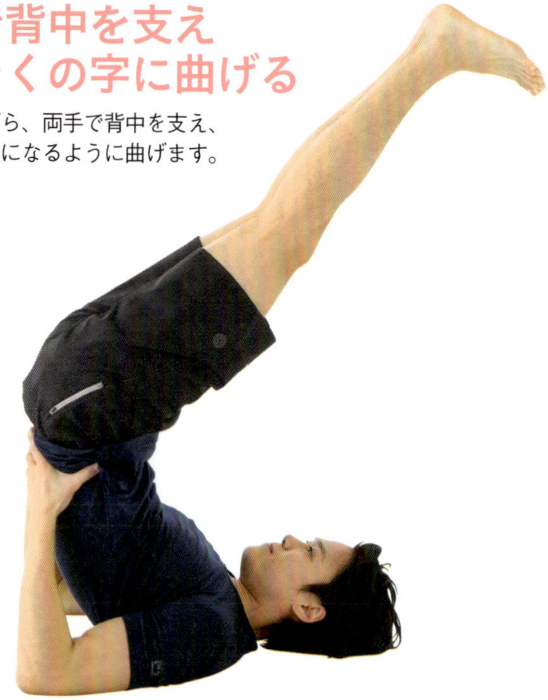

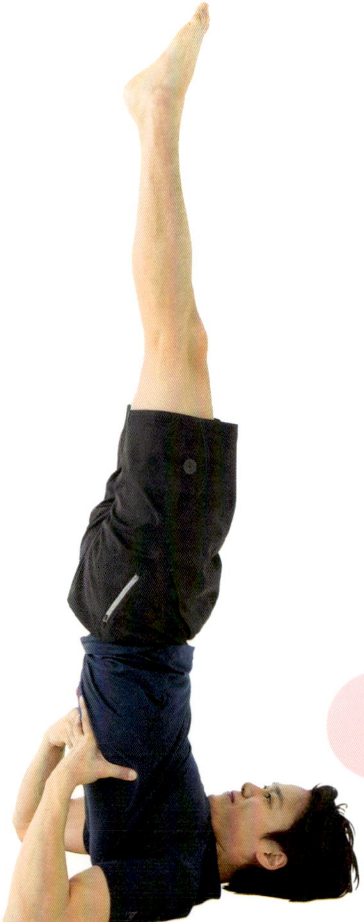

7 肩で重心を支えながら 両脚をまっすぐ伸ばす

肩で重心がしっかり支えられるようになったら、
両脚をまっすぐ上に引き上げましょう。

8 手で背中を支えたまま足を床と平行にする

息を吐きながら手で背中を支え、
足を床と平行にし、息を吸います。

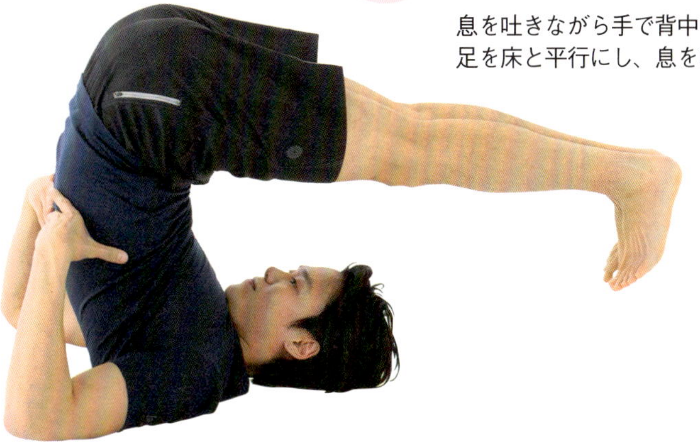

9 両手を床につけ、脚を伸ばして足先は床に

息を吐きながら両手を床につけ、
両脚を伸ばして足先を床につけます。

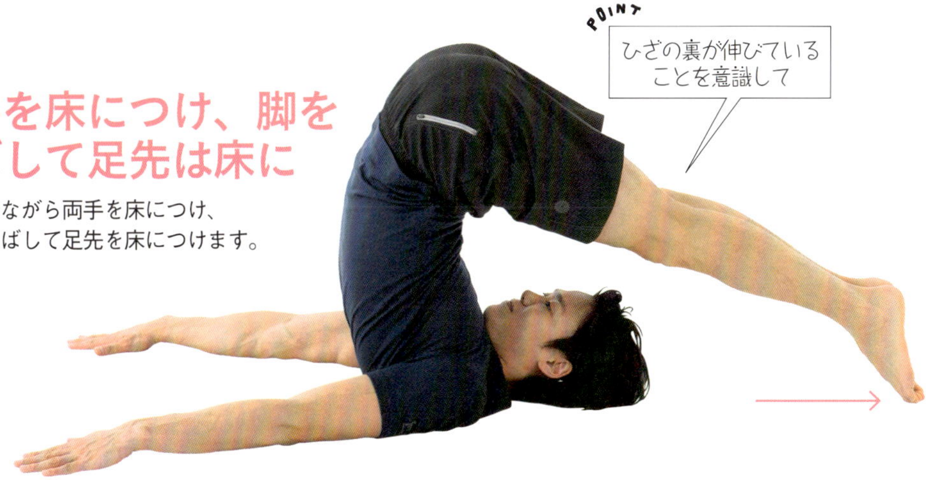

ひざの裏が伸びている
ことを意識して

10 ひざを曲げ、足先を頭のほうへ引き寄せる

息を吸いながらひざを曲げ、
息を吐きながら伸ばします。
⑨〜⑩を7回ほどくり返します。
終わったら、静かに体をあおむけに戻します。

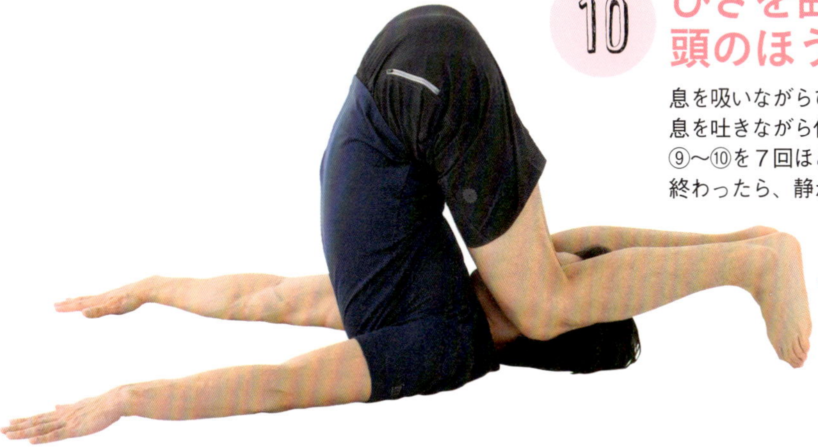

回数の目安 1回

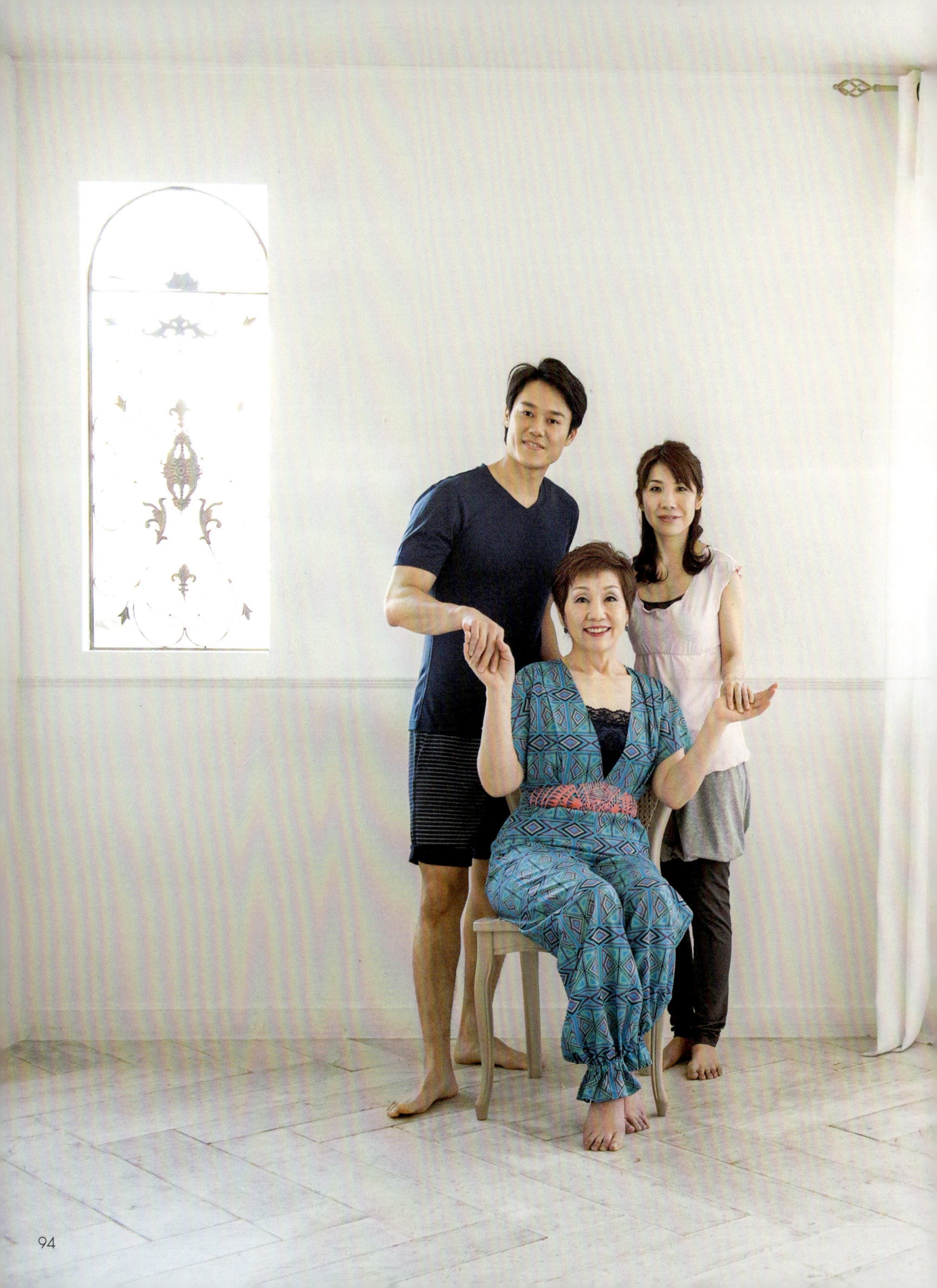

おわりに

妊活とは、喜びに満ちた楽しいものであるべきです。

今まで抱えていた苦しみから自分を解放して、楽しみに変えていく、
これこそが本当の妊活だと私は思うのです。

ウミヨガは、心と体を一致させることで、
本来自分に備わっていたはずのエネルギーをもとの状態に戻し
自分をよいエネルギーでいっぱいに満たします。
また、１年間かけて、赤ちゃんがいつ来てもいいように
心と体と夫婦関係を構築していきます。

夫婦が出会ったころのように仲よくなり、
お互いがお互いを想い合い、
愛のエネルギーへと変えていくことが最終目標です。

その結果、赤ちゃんが授かれば素晴らしいし、
たとえそうでなかったとしても
あなたの人生は何よりも素晴らしいのです！

皆さまの人生が喜びに満ちあふれたものであることを願ってやみません。

木下由梨

STAFF

表紙・本文デザイン／高松佳子
撮影／黒澤俊宏（主婦の友社写真課）
スタイリング／竹内マキ
ヘア＆メイク／髭田湊英
モデル／中田久美子、伊藤晃一
カバー・本文イラスト／竹脇麻衣
本文イラスト／蛯原あきら、多田歩実
構成・文／小宮 静
DVD制作／山内純子
編集協力／金子はな子
編集／志岐麻子、山川麻衣子（主婦の友社）

衣装協力

イージーヨガ ジャパン（イージーヨガ）
☎03-3461-6355　http://www.easyogashop.jp
チャコット
☎03-3476-1311　http://www.chacott-jp.com
東京ヨガウェア2.0
☎03-3760-9129　http://www.tokyo-yogawear.jp/
ボディーアートジャパン（Real Stone）
☎03-5794-5455　http://www.realstone.jp/
ヨガワークス（ヨガタウン）
☎0120-92-6684　http://www.yogaworks.co.jp

DVDつき
妊娠力を上げる！ ウミヨガ
にんしんりょく　　あ

著者／木下由梨（きのした ゆり）
発行者／荻野善之
発行所／株式会社主婦の友社
〒101-8911　東京都千代田区神田駿河台2-9
電話　03-5280-7521（編集）
　　　03-5280-7551（販売）
印刷所／大日本印刷株式会社

©umiyoga & Shufunotomo Co.,Ltd. 2015 Printed in Japan
ISBN 978-4-07-299192-3

®＜日本複製権センター委託出版物＞
本書を無断で複写複製（電子化を含む）することは、著作権法上の例外を除き、禁じられています。本書をコピーされる場合は、事前に公益社団法人日本複製権センター（JRRC)の許諾を受けてください。
また本書を代行業者等の第三者に依頼してスキャンやデジタル化することは、たとえ個人や家庭内での利用であっても一切認められておりません。
JRRC＜http://www.jrrc.or.jp　eメール：jrrc_info@jrrc.or.jp　電話：03-3401-2382＞

■乱丁本、落丁本はおとりかえします。お買い求めの書店か、主婦の友社資材刊行課（電話03-5280-7590）にご連絡ください。
■内容に関するお問い合わせは、主婦の友社プレモ・ベビモ編集部（電話03-5280-7521）まで。
■主婦の友発行の書籍・ムックのご注文は、お近くの書店か主婦の友社コールセンター（電話0120-916-892）まで。
※お問い合わせ受付時間　月～金（祝日を除く）9：30～17：30

主婦の友社ホームページ　http://www.shufunotomo.co.jp/

た-062002

著者紹介
一般社団法人ウミ理事
木下由梨
ヨガを基本に、整体、ピラティス、鍼灸、食養生や心理学をとり入れた指導を行う。関西を中心に約40年にわたり5000人を指導。とくに女性の高い妊娠率や、歩行困難な高齢者が歩けるようになるなど、効果の高い実践的な指導に人気がある。http://umiyoga.com/

教室紹介

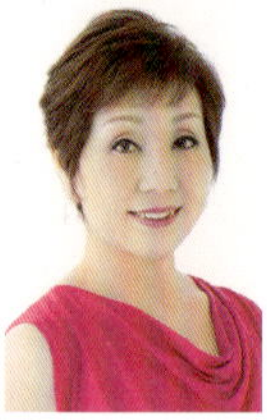

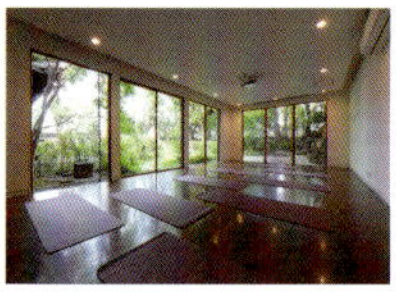

木下由梨が考案した「八節気ヨガ」を基本に、各クラスのプログラムを構成。赤ちゃんを希望する女性のための専門クラス「産（サン）」、自然治癒力を高め生きるエネルギーを活性化させる「生（セイ）」のほか、マタニティクラスや男性向けクラスも。

＜ウミヨガTOKYO＞
東京都世田谷区上馬5-15-15　THE FORUM
☎03-5433-2555

＜ウミヨガOSAKA＞
大阪府茨木市西駅前町7-1
メゾン西駅前町ビル1F　スタジオ リ・ボーン
☎090-1899-6706

http://ameblo.jp/umiyoga
https://www.facebook.com/umiyoga.tokyo